Abhishek Ranjan Pati
Vijayalakshmi Kr.
Sanat Bhuyan

Exatidão diagnóstica da radiografia convencional e digital

Abhishek Ranjan Pati
Vijayalakshmi Kr.
Sanat Bhuyan

Exatidão diagnóstica da radiografia convencional e digital

ScienciaScripts

Imprint
Any brand names and product names mentioned in this book are subject to trademark, brand or patent protection and are trademarks or registered trademarks of their respective holders. The use of brand names, product names, common names, trade names, product descriptions etc. even without a particular marking in this work is in no way to be construed to mean that such names may be regarded as unrestricted in respect of trademark and brand protection legislation and could thus be used by anyone.

Cover image: www.ingimage.com

This book is a translation from the original published under ISBN 978-3-330-05837-8.

Publisher:
Sciencia Scripts
is a trademark of
Dodo Books Indian Ocean Ltd. and OmniScriptum S.R.L publishing group

120 High Road, East Finchley, London, N2 9ED, United Kingdom
Str. Armeneasca 28/1, office 1, Chisinau MD-2012, Republic of Moldova, Europe
Printed at: see last page
ISBN: 978-620-8-09299-3

Índice

"UM ESTUDO COMPARATIVO SOBRE A PRECISÃO DO DIAGNÓSTICO DE IMAGENS DIGITAIS CODIFICADAS A CORES, IMAGENS DIGITAIS DIRECTAS E RADIOGRAFIAS CONVENCIONAIS PARA LESÕES PERIAPICAIS - UM ESTUDO IN VITRO"

Por

DR. ABHISHEK RANJAN PATI

INTRODUÇÃO:

A identificação e interpretação radiográfica das lesões ósseas periapicais é importante para um diagnóstico e tratamento exactos.[1] A radiografia convencional constitui tradicionalmente a espinha dorsal do diagnóstico, do planeamento do tratamento e do acompanhamento das lesões periapicais. É, sem dúvida, a modalidade de imagem mais utilizada para avaliar as lesões periapicais, uma vez que é fácil, económica e acessível. No entanto, não existe um procedimento radiográfico para medir e monitorizar alterações perirradiculares pequenas e subtis através da utilização de uma película de raios X intra-oral convencional.[2] A deteção radiológica de um processo inflamatório intraósseo, como um abcesso periapical, granuloma ou quisto, é um desafio devido à natureza difusa e infiltrativa do processo inflamatório no osso e à incapacidade das técnicas radiográficas para demonstrar radiolucências não corticais, devido aos efeitos da angulação do feixe de raios X e às limitações das medidas de fiabilidade inter e intra-avaliadores.[2] Ainda é controverso o volume e o carácter do osso que deve ser perdido antes de ser possível a deteção radiográfica. Alguns estudos demonstraram que as lesões ósseas só podem ser detectadas se envolverem a camada de osso cortical e que a perda do padrão trabecular só é discernível quando a junção entre o osso cortical e o osso esponjoso é erodida.[3]

Nas últimas duas décadas, a radiografia digital ganhou popularidade como alternativa à radiografia convencional, uma vez que deu ao dentista a possibilidade de efetuar exames radiográficos com uma redução significativa da exposição à radiação até 50% - 80%.[4] Os sistemas de imagiologia radiográfica digital direta podem oferecer vantagens em relação à radiografia convencional com película para diagnóstico e monitorização do tratamento. Estes sistemas podem oferecer uma resolução mais elevada e uma maior gama dinâmica do que a película de raios X. Mas a vantagem mais importante dos sistemas de radiografia clínica digital é a maior sensibilidade do detetor em comparação com a película de halogeneto de prata, obtendo-se uma imagem com a mesma qualidade de diagnóstico. Consequentemente, é possível diminuir a exposição (dose de radiação) do doente. Existem outras vantagens, tais como o facto de as imagens poderem ser manipuladas digitalmente após a exposição, para efeitos de tamanho (zoom), contraste e densidade, e de se poderem obter efeitos especiais, como a deteção de margens, a suavização e a falsa cor, bem como medições quantitativas.[5]

Recentemente, foi proposto o código de cores como meio de detetar diferenças entre imagens sequenciais. A visualização de imagens a cores pode ser superior à visualização acromática ou monocromática, na medida em que proporciona uma dimensão perceptiva que melhora o processamento da informação pelo observador e aumenta a capacidade de interpretar diferentes tipos de dados presentes numa determinada imagem. [2] Em teoria, o sistema visual humano é mais sensível às diferenças de cor do que às diferenças de níveis de cinzento nas imagens a preto e branco.[6] Isto deve-se ao facto de o número de cores perceptíveis que variam em tonalidade, saturação e brilho exceder de longe o número de tons de cinzento perceptíveis, que, de facto, não é superior a cerca de 100 para um observador com visão normal.[7] Isto implica que a informação de diagnóstico deve ser mais percetível numa radiografia colorida do que numa radiografia convencional em escala de cinzentos, e que um método de codificação por cores utilizado para substituir a escala de cinzentos seria benéfico.

A quantificação exacta ou fiável da alteração óssea seria útil para monitorizar o aparecimento de uma lesão radiolúcida "suspeita" ou a cicatrização de tecidos periapicais que envolvam a terapia do canal radicular ou locais cirúrgicos associados à remoção de quistos ou de tecido inflamatório ou neoplásico. [2] A maioria dos sistemas digitais atualmente disponíveis permite a conversão a cores de imagens em escala de cinzentos. Isto pode ajudar na deteção precoce de lesões periapicais e, consequentemente, reduzir o desconforto do doente.

Os profissionais de medicina dentária consideram frequentemente a aquisição e implementação de novas tecnologias de cuidados de saúde à medida que estas vão surgindo, tendo sido realizados vários estudos centrados no efeito do código de cores nas lesões ósseas periodontais. Contudo, na literatura, foram realizados estudos limitados sobre a exatidão do diagnóstico e a viabilidade da codificação a cores das radiografias digitais na avaliação de lesões periapicais.

Assim, sentiu-se a necessidade de comparar a exatidão diagnóstica das radiografias convencionais, digitais e com código de cores na avaliação de lesões periapicais.

OBJECTIVOS E METAS:

1. Estudar a viabilidade e a precisão do diagnóstico de radiografias digitais codificadas por cores em termos de presença e tamanho das lesões periapicais.

2. Comparar a precisão do diagnóstico de imagens digitais codificadas a cores com imagens digitais diretas e radiografias convencionais para lesões periapicais.

REVISÃO DA LITERATURA:

A ocorrência de alterações patológicas associadas ao tecido ósseo periapical é comum, e a radiografia continua a ser a ferramenta superior para a deteção de patologia periapical. Os numerosos estudos comparativos in vitro e poucos estudos in vivo mostraram resultados diferentes quanto à precisão do diagnóstico na deteção de lesões ósseas periapicais. As lesões radiográficas ou sombras de diferentes tecidos mineralizados normais são vistas de acordo com o contraste nas densidades ósseas, e a visualização depende da quantidade de mineral removida dos tecidos calcificados no trajeto do feixe de raios X. Quando uma lesão reabsortiva ocorre na estrutura esponjosa, uma região que tem a menor quantidade de mineral por unidade de volume pode ser visualizada radiograficamente; não se perde mineral suficiente para criar um contraste. No entanto, quando a lesão começa a espalhar-se em direção à junção da superfície interna do córtex envolvendo o osso que tem mais mineral por unidade de volume, a área radiolúcida torna-se observável. Os estudos sobre o osso indicaram que as radiografias clínicas são uma indicação grosseira da doença e que tem de ocorrer uma perda significativa de mineral antes de se poderem detetar alterações definitivas através da simples inspeção das radiografias. Várias referências afirmam que quantidades específicas, 30% a 50%, do conteúdo mineral do osso têm de ser perdidas antes de se poder efetuar a visualização radiográfica.[8]

História:

Um elemento da radiografia de grande importância para a qualidade da imagem é a natureza do recetor da imagem. Para a radiografia dentária intra-oral, o principal método de registo do feixe de raios X atenuado continua a ser a película sensível aos raios X diretos. Em 1913, foi colocada no mercado uma película embalada à mão, à prova de humidade, contendo duas películas. O primeiro pacote de película de raios X dentários embalado à máquina, denominado "película normal" (Kodak), ficou disponível comercialmente em 1919. A película normal consistia numa camada de emulsão espalhada apenas num dos lados da base da película de nitrato de celulose, semelhante à película fotográfica. O lado lingual da película (lado da base da película) parecia brilhante, enquanto a superfície vestibular da película (lado da emulsão) parecia baça. Em 1925, a tecnologia para colocar a emulsão em ambos os lados da base da película tinha sido aperfeiçoada. O filme foi comercializado com o nome de filme "radiatizado" (Kodak). As duas emulsões na película reduziam o tempo de exposição em 50%. Em 1940, foi disponibilizada a película ultraspeed "Improved radiatized", que duplicava novamente a velocidade da película em relação à película radiatizada original.[9]

No ano de 1981, a Eastman Kodak Company introduziu uma película dentária do grupo de velocidade 'E' denominada "Ektaspeed". Esta película era muito rápida em comparação com a "Ultraspeed" do grupo de velocidade "D" e reduzia significativamente a quantidade de radiação de raios X para o doente.[10, 11]

Em 1994, a película dentária Kodak "Ektaspeed Plus" foi introduzida no mercado para substituir a antiga película Ektaspeed. A película Ektaspeed Plus é fabricada com a tecnologia de emulsão T-Grain, semelhante à utilizada no fabrico da película Kodak T-mat de exposição indireta sensível à luz. Os grãos de halogeneto de prata do filme Ektaspeed Plus são tabulares (planos) em vez da forma convencional de seixos. A maior área de superfície que esta forma tabular proporciona resulta numa forma mais eficiente de produzir densidade. Esta densidade é a chave para a produção de imagens de alto contraste, mantendo a alta velocidade do filme.[11] No entanto, a tecnologia t-Mat não só melhorou a resolução da imagem como também aumentou a capacidade de captação de luz, ou velocidade, da Ektaspeed Plus.[12]

Em abril de 2000, a Eastman Kodak anunciou a introdução do InSight, classificado como um filme intra-oral de velocidade F. Esta película baseia-se na tecnologia de emulsão existente utilizada na película Ektaspeed Plus, uma vez que a mesma emulsão de grão T é refinada com uma quantidade e um tamanho óptimos de grãos de prata, de modo a não degradar a nitidez da imagem. O fabricante afirma que esta nova película requer menos 60% de tempo de exposição do que a película Ultra-speed e menos 20% do que a Ektaspeed Plus. Em 2001, a Kodak interrompeu a produção da película Ektaspeed Plus devido ao sucesso registado com a Insight, e a película já não se encontra disponível para compra. Os relatórios de pesquisa iniciais demonstraram que o Kodak InSight tem um bom desempenho em comparação com os filmes dentários de velocidade D e E. Um teste de resolução de imagem mostrou que todos os três tipos de filme foram capazes de resolver pelo menos 20 pares de linhas por milímetro. O filme InSight também demonstrou fornecer caraterísticas de imagem estáveis em soluções de processamento esgotadas (até 5 dias de uso intenso) e é mais resistente do que o Ektaspeed Plus a reduções na velocidade do filme quando processado em produtos químicos usados. As investigações clínicas revelaram que o Insight era comparável às películas Ultra-speed e Ektaspeed Plus na deteção de cáries e na medição do comprimento das limas endodônticas. Estes são resultados iniciais promissores, mas nas avaliações subjectivas da qualidade da imagem, os investigadores notaram que o Insight parece mais granulado do que as outras películas. Nesta altura, ainda não é claro se os clínicos irão escolher a Insight em vez da película D-speed. Embora a maioria dos profissionais esteja ciente da vantagem biológica de usar um filme tão rápido quanto possível, compatível com uma qualidade de diagnóstico adequada, a maioria ainda usa o filme D-speed mais lento devido à diminuição do contraste e ao aumento da granulação do filme Ektaspeed.[13]

RECEPTORES DE IMAGENS INTRA-ORAIS:

CONVENCIONAL:

1. Película de velocidade D (ultra-rápida)
2. Filme de velocidade E (Ektaspeed)
3. Película Ektaspeed plus
4. Filme de velocidade F (filme Insight)

RECEPTORES DE IMAGENS DIGITAIS:

1. CCD - Charge-Coupled Device (sistema direto),
2. CMOS - Complementary Metal Oxide Semiconductor (sistema direto)
3. BCMD - Dispositivo de carga modulada em massa
4. PSP - Fósforo fotoestimulável (sistema indireto).

CARACTERÍSTICAS DE IMAGEM DA PELÍCULA DE RAIOS X:

Densidade radiográfica:

Quando um filme é exposto a um feixe de raios X (ou à luz, no caso das combinações ecrã-filme) e depois processado, os cristais de halogeneto de prata na emulsão que foram atingidos pelos fotões são convertidos em grãos de prata metálica. Estes grãos de prata bloqueiam a transmissão de luz a partir de uma caixa de visualização e conferem à película o seu aspeto escuro. O grau global de escurecimento de uma película exposta é designado por área de densidade radiográfica de uma película de raios X, onde:

A densidade da película de raios X é definida do seguinte modo

$$\text{Density} = \text{Log}\ \frac{Io}{It}$$

Onde Io é a intensidade da luz incidente (por exemplo, de uma caixa de visualização) e é a intensidade da luz transmitida através do filme. Na radiografia de rotina, a gama útil de densidades da película é de aproximadamente 0,3 (muito clara) a (muito escura). Para além destes extremos, a imagem é normalmente demasiado clara ou demasiado escura para ser útil para o diagnóstico.

Contraste radiográfico:

É definido como a diferença de densidades entre as regiões claras e escuras numa radiografia. Assim, uma imagem que mostre áreas claras e áreas escuras tem um contraste elevado. Isto também é referido como uma escala de cinzentos curta de contraste porque existem poucos tons de cinzento entre as imagens a preto e branco na película. Em contraste, uma película que tende a mostrar áreas de zonas cinzentas relativamente claras é considerada de baixo contraste ou descrita como tendo uma escala de cinzentos longa de contraste. [9]

O grau de contraste demonstrado numa radiografia depende das propriedades inerentes ao sujeito que está a ser radiografado (contraste do sujeito), das propriedades da película (contraste da película), da neblina e da radiação dispersa e dos procedimentos de processamento.

Velocidade:

A velocidade radiográfica refere-se à quantidade de radiação necessária para produzir uma imagem com uma densidade padrão (normalmente 1,0 acima da base e do nevoeiro). É largamente controlada pelo tamanho dos grãos de halogeneto de prata. A velocidade da película de raios X dentária é indicada por uma letra que designa o seu grupo de velocidade. A película dentária mais rápida atualmente disponível tem uma classificação de velocidade F. Apenas as películas com uma classificação de velocidade D ou E são indicadas para radiografia intra-oral. Está a ser fabricada uma pequena quantidade de película de velocidade C mais lenta, mas não deve ser utilizada devido à maior exposição do doente necessária para obter radiografias de densidade satisfatória. A velocidade do filme é frequentemente expressa como o recíproco da exposição, em roentgens, necessária para obter uma densidade de filme padrão. Um filme rápido requer uma exposição relativamente baixa para produzir uma densidade de 1,0 acima da base e do nevoeiro, enquanto um filme mais lento requer uma exposição mais longa para que o filme processado tenha a mesma densidade. Atualmente, os tipos de filme mais utilizados são o filme Kodak Ultraspeed (grupo D) e o filme Kodak Ektaspeed (grupo E). A película Ektaspeed requer cerca de metade da exposição da película Ultraspeed e oferece um contraste e uma resolução comparáveis.[9]

Resolução:

A resolução, ou poder de resolução, descreve a capacidade de uma radiografia para registar estruturas separadas que estão próximas umas das outras. O tamanho dos grãos e dos grupos de grãos é obviamente mais pequeno na emulsão Ultraspeed. A resolução é superior em Ultraspeed em comparação com Ektaspeed plus e Ektaspeed, embora as diferenças sejam menos óbvias, parece provável que a resolução de Ektaspeed Plus seja marginalmente melhor do que a de Ektaspeed.[9, 11]

RADIOVISIOGRAFIA:

O desenvolvimento da radiografia digital criou novas opções neste domínio. A imagiologia digital ou eletrónica está disponível há mais de uma década. O primeiro sistema de imagiologia digital direta, a RadioVisioGraphy (RVG), foi inventado pelo Dr. Frances Mouyens e fabricado pela Trophy Radiologic (Vincennes, França) em 1984 e descrito na literatura dentária dos EUA em 1989. Desde então, o mercado expandiu-se e estão disponíveis muitos sistemas de imagiologia digital de uma variedade de fabricantes de aparelhos de raios X dentários. A primeira comparação das propriedades físicas foi efectuada entre as películas intra-orais convencionais e as imagens obtidas com o sistema de radiovisiografia, uma unidade baseada no dispositivo de carga acoplada, por Francis Mouyen, Christop Benz, Eberhard Sonnabend e Jean Philippe Lodter. Concluíram que o sistema RVG utiliza níveis de radiação consideravelmente reduzidos para produzir uma imagem. A resolução do RVG é ligeiramente inferior à das películas de emulsão de halogeneto de prata; no entanto, a informação radiográfica pode ser melhorada através do tratamento eletrónico da imagem. [14]

Estes sistemas podem oferecer uma maior resolução e uma maior gama dinâmica do que a película de raios X. Mas a vantagem mais importante dos sistemas de radiografia clínica digital é a maior sensibilidade do detetor em comparação com a película de halogeneto de prata, obtendo-se uma imagem com a mesma igualdade de diagnóstico. Existem outras vantagens na medida em que as imagens podem ser manipuladas digitalmente após o evento para ampliação (zoom), ajuste de contraste e densidade, realce e efeitos especiais como a deteção de arestas, suavização e falsa cor, bem como medições quantitativas.

IMAGEM DIGITAL:

Métodos de aquisição de imagens digitais:

A imagiologia digital incorpora a tecnologia informática na captação, visualização, melhoramento e armazenamento de imagens radiográficas.

A radiografia digital pode ser [15, 16, 17]

1. **Radiografia Digital Direta** - Consiste num detetor ou num sensor sensível à energia electromagnética que adquire a imagem diretamente.

2. **Radiografia Digital Indireta** - Utiliza a película radiográfica como recetor de imagem, sendo a imagem digitalizada a partir do seu sinal de saída de uma câmara de vídeo ou de um scanner. A película radiográfica é utilizada como recetor de imagem; a imagem é digitalizada a partir do seu sinal de saída de uma câmara de vídeo ou de um scanner. Após a aquisição da imagem, o processamento da imagem é efectuado no computador e a imagem resultante é apresentada no monitor e pode ser convertida numa cópia em papel (papel ou película) ou transmitida para locais remotos.[18]

IMAGEM DIGITAL DIRECTA:

Os componentes da imagiologia digital direta são o gerador de raios X, o sensor ou detetor eletrónico, um computador com um conversor analógico-digital e um monitor ou impressora (ou ambos) para visualização da imagem. [15, 17]

1. **Gerador de raios X:**

A imagiologia digital utiliza equipamento convencional de geração de raios X, mas a película convencional é substituída por um sensor ou detetor. É utilizado um gerador de raios X convencional equipado com um temporizador eletrónico especial que permite um tempo de exposição curto e controlado com precisão.[14, 19, 20]

2. **Sensores ou detectores digitais diretos:** [21]

Na radiografia digital, os sensores ou detectores substituem a película. Os diferentes tipos de detectores intra-orais são:

i. Detetor de dispositivo de carga acoplada (CCD)

ii. Semicondutor complementar de óxido metálico (CMOS)

iii. Dispositivo de carga modulada em massa (BCMD)

3. **Conversor analógico-digital (conversor A/D ou digitalizador):**

Altera o sinal analógico de saída dos detectores para o sistema binário reconhecido pelo computador. Esta tarefa é conseguida medindo a tensão do sinal de saída em intervalos discretos e atribuindo depois um número (0-255 com uma linguagem de 8 bits) à intensidade da tensão. Assim, 256 tensões podem ser discriminadas e podem ser deslocadas como 256 tons de cinzento. A sensibilidade que pode ser alcançada pode ser apreciada quando se considera que o olho humano só consegue distinguir cerca de 32 tons de cinzento. [15]

4. **Computador com um software, um monitor e uma impressora para visualização de imagens:**

Normalmente, os sistemas são baseados em PCs com um processador 486 ou superior, 640 KB de memória interna, equipados com uma placa gráfica SVGA e um monitor de alta resolução (1024 x 786) pixéis.[17, 23]

Princípios da imagem digital:

A imagem digital é o resultado da interação de raios X com electrões em pixéis de sensores electrónicos (elemento de imagem), da conversão de dados analógicos em dados digitais, do processamento informático e da apresentação da imagem visível num ecrã de computador.[17]

O termo "digital" na imagem digital refere-se ao formato numérico do seu conteúdo de imagem, bem como à sua discretização. As imagens digitais são numéricas e discretas de duas formas: (1) em termos da distribuição espacial dos elementos da imagem (pixéis) e (2) em termos das diferentes tonalidades de cinzento de cada um dos seus pixéis.

Uma imagem digital é constituída por uma grande coleção de pixels individuais organizados numa matriz de linhas e colunas. O seu tamanho é tão pequeno que a imagem parece suave numa ampliação normal. Cada pixel tem uma coordenada de linha e coluna que identifica exclusivamente a sua localização na matriz.

A formação da imagem digital requer várias etapas, começando pelo processo analógico. Em cada pixel de um detetor eletrónico, a absorção de raios X gera uma pequena tensão. Mais raios X geram uma tensão mais elevada e vice-versa. Em cada pixel, a tensão pode oscilar entre um valor mínimo e um valor máximo, pelo que é um sinal analógico. A produção de uma imagem digital requer um processo designado por conversão analógica para digital. (O ADC consiste em duas etapas: amostragem e quantização.

A amostragem significa que pequenas gamas de valores de tensão são agrupadas como um único valor. Uma vez amostrado, o sinal é quantizado, o que significa que a cada sinal amostrado é atribuído um valor. Estes valores são armazenados no computador e representam a imagem. Para que o médico possa ver a imagem, o computador organiza os pixéis nas suas localizações corretas e atribui-lhes um tom de cinzento que corresponde ao número que foi atribuído durante o passo de quantização.[22, 23]

Assim, o sistema de imagem digital produz uma imagem dinâmica que permite a visualização imediata, o melhoramento da imagem, o armazenamento, a recuperação e a transmissão.

VÁRIOS DETECTORES DIGITAIS DIRECTOS:

Dispositivo de acoplamento por carga (CCD):

O dispositivo de carga acoplada (CCD) foi o primeiro recetor de imagem digital direta a ser adaptado à imagiologia intra-oral. O conceito de CCD foi introduzido por Boyle e Smith nos laboratórios telefónicos Bell (1970). Foi depois aplicado à medicina dentária em 1987. [21,22]

O CCD é um detetor de estado sólido composto por uma matriz de pixels sensíveis aos raios X ou à luz num chip de silício puro. Um pixel ou elemento de imagem consiste num pequeno poço de electrões no qual a energia dos raios X ou da luz é depositada após a exposição. A dimensão individual dos píxeis do CCD varia entre 20 m e 70 m. As filas de pixels estão dispostas numa matriz de 512 x 512 pixels.[17] Quando expostos à radiação, as ligações covalentes entre os elementos de silício são quebradas, produzindo pares completos de electrões. O número de pares completos de electrões que se formam é proporcional à quantidade de exposição que uma área recebe. Os electrões são então atraídos para o potencial mais positivo do dispositivo, onde criam "pacotes de carga". Cada pacote corresponde a um pixel. O padrão alterado formado a partir dos pixels individuais na matriz representa a imagem latente. A imagem é lida transferindo cada fila de cargas de um pixel para o seguinte, numa espécie de "brigada de baldes". Quando uma carga atinge o fim da sua linha ou coluna, é transferida para o amplificador de leitura e transmitida como uma tensão para o conversor analógico-digital localizado no interior ou ligado ao computador. Este processo é designado por acoplamento de carga. As tensões de cada pixel são amostradas e é-lhes atribuído um valor numérico que representa um nível de cinzento. A matriz de silício e os respectivos componentes electrónicos de leitura e amplificação estão encerrados numa caixa de plástico para os proteger do ambiente oral. Estes elementos do detetor consomem parte do espaço do sensor, de modo que a área ativa do sensor é inferior à sua área de superfície total.[22]

Existem dois tipos de concepções de matrizes de sensores digitais.[16]

1 .) Matrizes de área - são utilizadas em radiografia intra-oral.

2 .) Matrizes lineares - são utilizadas em radiografia extra-oral.

Matrizes de área:

Estão disponíveis em tamanhos comparáveis aos das películas de tamanho 0, 1 e 2, mas os sensores são rígidos e mais espessos do que as películas radiográficas e têm uma área sensível mais pequena para a captação de imagens.

Os sensores CCD de matriz de área dividem-se em duas categorias.

1 .) Sensores acoplados por fibra ótica

2 .) Sensores diretos.

1) . **Sensores acoplados por fibra ótica**:

Utiliza um ecrã de cintilação acoplado a um CCD. Os raios X atingem o material do ecrã e provocam a produção de fotoelectrões. Um fotão de raios X produz centenas de fotões de luz, que são então "detectados" e armazenados pelo CCD. Normalmente, isto é conseguido através de uma lente ótica convencional ou de um minificador de fibra ótica. Os compostos de oxibrometo de gadolínio semelhantes aos utilizados nos ecrãs radiográficos de terras raras ou o iodeto de césio são exemplos de cintiladores que têm sido utilizados para este fim.

Por exemplo, RVG (Troféu)[14] , Flash- Dent (sistema Villa).[25]

2) . Sensores diretos: A própria matriz CCD capta a imagem diretamente. Por exemplo, Sens-A-Ray (Regam)[26, 27] , Vixa (Gendex), Dexis (Provision Dental Systems).

Matrizes lineares:

Têm poucos píxeis de largura e muitos píxeis de comprimento para a obtenção de imagens panorâmicas e cefalométricas. No caso das unidades panorâmicas, o eixo longo da matriz é orientado paralelamente ao feixe de raios X em forma de leque. Para a obtenção de imagens cefalométricas, combinam-se uma matriz CCD linear e um feixe de raios X em forma de fenda com um movimento de varrimento que permite o varrimento do crânio durante vários segundos.

Propriedades de imagem dos CCDs em comparação com a película:

1). Resolução espacial:

A resolução espacial é a capacidade de distinguir pormenores finos. O limite teórico da resolução é uma função do tamanho dos elementos de imagem (pixéis) para sistemas de imagem digital. Atualmente, os detectores CCD de maior resolução para medicina dentária têm tamanhos de pixel de aproximadamente 20 μ. Isto compara-se com um tamanho de grão de prata de 8 μ para película intra-oral. A resolução é frequentemente medida e comunicada em unidades de pares de linhas/mm. Uma linha e o espaço que lhe está associado são designados por pares de linhas. O olho humano pode resolver cerca de 61p/mm sem o benefício da ampliação. A película intra-oral é capaz de fornecer uma resolução superior a 201p/mm. O CCD fornece uma resolução de 8-10 1p/mm.[18]

Os ecrãs de software de imagens digitais permitem a ampliação de imagens. A apresentação da imagem num monitor de computador pode ser ampliada por um fator de 10 vezes ou mais. A este nível de ampliação, a imagem assume um padrão de blocos de construção ou um aspeto pixelizado, o que limita a resolução do sistema de imagem. [18] **2. Sensibilidade do detetor:**

A sensibilidade de um detetor é a sua capacidade de responder a pequenas quantidades de radiação.

A sensibilidade útil dos receptores digitais é afetada por uma série de factores, incluindo a eficiência do detetor, a dimensão do pixel e o ruído do sistema. Um sensor CCD típico é muito mais leve ou sensível aos raios X do que uma película de raios X dentária convencional. O tempo de exposição do sistema trophy RVG é cerca de 80% inferior ao da película de raios X do tipo E, o do flash-dent é cerca de 60% inferior, o do Sens-A-Ray é cerca de 60% inferior e o do Visualix é cerca de 70% inferior.[18]

3. Gama dinâmica ou latitude:

A gama dinâmica ou latitude é a gama de exposições que produzirá imagens com uma gama de densidade útil. A gama dinâmica de um CCD é linear, pelo que a latitude destes sistemas é extremamente ampla - maior do que a de uma película.

4. Precisão fotométrica:

Dado que a leitura da informação eletrónica pelo CCD é mais lenta do que a de uma câmara de vídeo, cada pixel da matriz pode ser digitalizado com grande precisão, registando assim com exatidão o sinal de intensidade da luz ou dos raios X.

5. Rácio S/N elevado:

Uma vez que a imagem pode ser manipulada após a exposição, a matriz de áreas CCD tem uma escala de contraste semelhante à da tomografia computorizada, ou seja, podem ser manipulados 256 níveis de cinzento para melhorar o contraste da imagem. Isto não é possível com a película de raios X dentária.

6. Dimensões do recetor:

A área ativa dos receptores CCD é menor do que a área de superfície devido à presença de outros componentes electrónicos no interior da caixa de plástico.

7. Tempo para aquisição de imagens:

O CCD permite uma rápida aquisição de imagens em comparação com as películas que requerem processamento químico.

8. Qualidade de imagem:

A qualidade subjectiva é melhor com a película quando esta é cuidadosamente exposta e bem processada. No entanto, a imagem digital e a imagem em película não são significativamente diferentes quando utilizadas para tarefas de diagnóstico comuns.

9. Ajustes / processamento de imagem:

Melhora o aspeto das imagens digitais. Demora tempo e, muitas vezes, pode não melhorar o desempenho do diagnóstico.

10. Custo:

Os custos iniciais dos sistemas digitais são superiores aos da película. Posteriormente, os custos variam muito em função do desgaste ou abuso do recetor.

11. Fiabilidade:

Os sistemas digitais falham quando ocorrem problemas com os receptores durante a aquisição de imagens ou com o computador durante o processamento, arquivo e visualização das imagens.

12. Armazenamento e recuperação de imagens:

A cópia de segurança dos dados é fundamental para os sistemas digitais. Os filmes podem perder-se ou ficar danificados devido a más condições de armazenamento. Os dados digitais podem perder-se devido a falhas na alimentação eléctrica ou nos suportes de armazenamento, bem como a erros do operador.

Vantagens e desvantagens dos CCDs [16, 28, 29, 30]

Vantagens:

1. Imagens instantâneas ou produção e visualização de imagens em tempo real (eliminação da sala escura).

2. Qualidade consistente.

3. Elevada relação S/N (melhor deteção).

4. Produz uma imagem dinâmica: A caraterização visual da densidade e do contraste pode ser manipulada para obter mais informações da imagem.

5. Manipulação de imagens (processamento de imagens): Uma vez que as imagens CCD são digitais, podem ser processadas para realçar as caraterísticas de interesse e suprimir estruturas anatómicas interferentes e ruído. Ao nível mais simples, a ampliação pode aumentar consideravelmente a visibilidade das caraterísticas.

6. Maior latitude de exposição.

7. Capacidade de teletransmissão.

8. Redução da dose absorvida de raios X pelo paciente.

9. Eliminação dos produtos químicos perigosos utilizados no processamento das películas e das folhas de chumbo (os produtos químicos são alergénicos e potenciais poluentes).

10. Utilidade da educação do doente.

11. As imagens podem ser armazenadas de forma fácil e económica e

12. Diagnóstico assistido por computador - Os programas informáticos ajudam o médico a efetuar o diagnóstico.

Desvantagens:

1. Custo inicial elevado do equipamento.
2. Esperança de vida desconhecida do sensor CCD.
3. Rigidez e espessura do sensor.
4. Diminuição da resolução.
5. Controlo de infecções - os CCD não podem ser esterilizados.
6. Tamanho mais pequeno do que a película.
7. O cabo de ligação pode dificultar a colocação intra-oral do sensor.
8. A manipulação de imagens pode consumir muito tempo e induzir em erro o clínico inexperiente.
9. Inicialmente, as imagens podem parecer diferentes das imagens em película e pode demorar algum tempo até que o médico se sinta confortável com as imagens digitais e com o processamento de imagens em geral.
10. As imagens impressas podem desvanecer-se com o tempo.

Semicondutor complementar de óxido metálico (CMOS) [21, 22]

Os sensores baseados em CMOS estão agora a encontrar o seu lugar nos sistemas de sensores intra-orais. As principais vantagens dos sensores de imagem CMOS são a integração do design, a baixa potência e o baixo custo. Estes detectores são semicondutores à base de silício, mas são fundamentalmente diferentes dos CCD na forma como as cargas dos píxeis são lidas. Cada pixel está isolado dos pixels vizinhos e está diretamente ligado a um transístor. Tal como no CCD, são gerados pares de buracos de electrões no interior do pixel, proporcionalmente à quantidade de energia de raios X que é absorvida. Esta carga é transferida para o transístor sob a forma de uma pequena tensão. A tensão em cada transístor pode ser tratada separadamente, lida pelo frame grabber, e depois armazenada e apresentada como um valor digital de cinzento. Nos dispositivos CCD, a saturação por excesso de exposição pode levar a um aumento da densidade dos pixels adjacentes. Este aumento é conhecido como blooming e pode resultar em informação enganadora, comparável ao burnout cervical. No caso do detetor CMOS, como os pixéis são lidos individualmente, o blooming não é um problema. As desvantagens do detetor CMOS são o facto de ter mais ruído de padrão fixo e de utilizar parte da área do chip para outras operações, deixando menos área ativa para a aquisição de imagens.

Atualmente, apenas um fabricante está a utilizar esta tecnologia para aplicações intra-orais. Por exemplo, o sensor Schick CDR (Schick technologies. Long Island, NY).

DISPOSITIVO DE CARGA MODULADA EM BLOCO (BCMDS) [21]

Os sensores BCMD apresentam um desempenho de imagem comparável ao dos sensores CCD, mas oferecem um melhor preço e desempenho em relação aos actuais sensores CCD, utilizando um processo de fabrico mais normalizado. Os sensores BCMD apresentam capacidades de desempenho comparáveis às dos sensores CCD, incluindo elevada sensibilidade e baixo ruído. À semelhança dos sistemas CMOS, têm a vantagem de um processo de produção de baixo custo e, presumivelmente, de um menor consumo de energia.

PLACAS DE FÓSFORO FOTOESTIMULÁVEL (PSP) REUTILIZÁVEIS - TÉCNICA DE IMAGEM DIGITAL INDIRECTA OU SEMIDIRECTA[22, 28]

A imagiologia utilizando um fósforo fotoestimulável (PSP) foi também descrita como uma técnica de imagiologia digital indireta ou semidirecta. Os sistemas radiográficos de fósforo fotoestimulável foram introduzidos pela primeira vez em 1981 pela Fuji Corporation (Tóquio, Japão). Os PSP absorvem e armazenam a energia dos raios X e libertam essa energia sob a forma de luz (fosforescência) quando estimulados por outra luz com um comprimento de onda adequado. O material PSP utilizado para a imagiologia radiográfica é o fluoro-halogeneto de bário "dopado com európio". O bário em combinação com o iodo, o cloro ou o bromo forma uma rede cristalina. A adição de európio (Eu) cria imperfeições nesta rede. Quando expostos a uma fonte de radiação suficientemente energética, os electrões de valência do európio podem absorver energia e passar para a banda de condução. Estes electrões migram para as vacâncias de halogéneo próximas (centros F) na rede de fluorohalogenetos e podem ficar presos num estado metaestável. Neste estado, o número de electrões aprisionados é proporcional à exposição aos raios X e representa uma imagem latente. Quando estimulado por luz vermelha de cerca de 600 nm, o fluorohaleto de bário liberta o eletrão preso para a banda de condução. Quando um eletrão regressa ao ião Eu, é libertada energia no espetro verde entre 300 e 500 nm. As fibras ópticas conduzem a luz da placa PSP para um tubo fotomultiplicador. O tubo fotomultiplicador converte a luz em energia eléctrica. Um filtro vermelho no tubo fotomultiplicador remove seletivamente a luz estimulante, e a luz verde restante é detectada e convertida numa tensão variável. O sinal de tensão é quantificado por um conversor analógico para digital e armazenado e apresentado como uma imagem digital. Depois de o PSP ter sido exposto ao feixe de raios X, é colocado na unidade de leitura e digitalizado por um feixe de laser. O varrimento laser provoca a libertação de energia do PSP. Esta energia, cuja intensidade é diretamente proporcional à quantidade de raios X absorvidos pelo

PSP, sob a forma de luz visível, que é detectada por um fotomultiplicador e digitalizada para formar uma imagem. Após a leitura do PSP, este é apagado por iluminação com luz visível e exposto de novo. Reutilização das placas PSP: Antes da exposição, as placas PSP devem ser apagadas para eliminar as "imagens fantasma" de exposições anteriores. Para o efeito, as placas são inundadas com uma fonte de luz brilhante.

Colocar as placas numa caixa de visualização dentária com o lado fosforoso da placa virado para a luz durante 1 a 2 minutos pode conseguir isto. Podem ser utilizadas fontes de luz mais intensas durante períodos de tempo mais curtos. As placas apagadas são colocadas em recipientes estanques à luz antes da exposição. No caso das placas intra-orais, utilizam-se envelopes de polivinil que são impermeáveis aos fluidos orais e à luz. No caso das placas de grande formato, são utilizadas cassetes convencionais. Após a exposição, as placas devem ser processadas o mais rapidamente possível. Os electrões retidos são espontaneamente libertados ao longo do tempo. A taxa de perda de electrões é maior pouco tempo após a exposição. A taxa varia consoante a composição do fósforo de armazenamento e a temperatura ambiente. Alguns fósforos perdem 23% dos seus electrões presos após 30 minutos e 30% após uma hora. Uma vez que a perda de electrões retidos é bastante uniforme ao longo da superfície da placa, a perda precoce de carga não resulta, normalmente, numa deterioração clinicamente significativa da imagem. Uma fonte potencialmente mais importante de desvanecimento da imagem latente é a exposição à luz ambiente durante a preparação da placa para processamento. Recomenda-se um ambiente semiescuro para o manuseamento das placas. Quanto mais intensa for a luz de fundo e quanto mais longa for a exposição da placa a essa luz, maior será a perda de electrões retidos. As luzes vermelhas seguras encontradas na maioria das salas escuras não são seguras para placas PSP expostas, que são mais sensíveis ao espetro de luz vermelha.[22]

A tecnologia PSP é utilizada para imagiologia intra-oral e extra-oral. Estão atualmente disponíveis vários sistemas PSP. Por exemplo, Denoptix, Gendex, Despiaines, Itália Digora, Sordex, Helsínquia, Finlândia[92] CD-Dent, Digident, Israel.[17] Apesar de todas as vantagens, o "aspeto e sensação" dos ecrãs digitais é nitidamente diferente da visualização de filmes e alguns profissionais podem considerar estas diferenças desconcertantes. Uma compreensão básica dos computadores e o domínio de competências informáticas comuns são essenciais para a visualização de imagens digitais.

Num estudo in vitro realizado na Universidade de Atenas, Grécia (1991), as propriedades de diagnóstico das radiografias obtidas com filmes ultra-rápidos e ektaspeed foram comparadas e analisadas convencionalmente e após conversão em imagens de subtração digital. Lesões artificiais, medindo 0,5, 0,7, 0,9 e 1,1 mm de diâmetro, foram perfuradas num crânio seco com brocas de baixa velocidade. As radiografias padronizadas foram obtidas por meio de blocos de mordida de acrílico e uma modificação do sistema Rinn. Os resultados deste estudo demonstraram que a sensibilidade na deteção das lesões foi duplicada após a digitalização e apresentação de imagens de subtração em comparação com a interpretação radiográfica convencional, independentemente da utilização de filmes Ektaspeed ou Ultra-speed para as radiografias originais. A informação de diagnóstico pareceu ser igual nas radiografias obtidas a partir de filmes Ektaspeed ou Ultra-speed após os procedimentos de digitalização e processamento de imagem.[31]

Num estudo in vitro realizado na Universidade de Indiana, Indiana Polis, EUA (1994), foi comparado o potencial de diagnóstico da RVG na deteção de lesões periapicais com o da radiografia convencional, em que as lesões foram criadas em espécimes de cadáveres humanos e radiografadas convencionalmente e com a RVG. As imagens foram avaliadas por três endodontistas. Os resultados mostraram que (a) na ausência de lesão, a radiografia convencional foi mais diagnóstica do que a RVG, com um nível de significância de p < ou = 0,05; (b) quando as lesões estavam aumentadas e envolviam a lâmina dura e o osso medular, a RVG foi superior com um nível de significância de p < ou = 0,05 e (c) não houve diferença entre a radiografia convencional e a RVG quando a lesão envolvia o osso cortical.[32]

Num outro estudo in vitro realizado na Universidade de Indiana, Indiana Polis, EUA (1996), a radiografia convencional foi comparada com a imagiologia digital na deteção de lesões criadas quimicamente. Foram utilizadas seis amostras de mandíbulas de cadáveres humanos. Foi utilizada uma solução de ácido perclórico a 70% para criar lesões na placa cortical vestibular de cada espécime. Foram criadas imagens digitais e convencionais após incrementos de tempo progressivos; cada incremento representava uma lesão mais avançada. O estudo concluiu que, quando não existia qualquer lesão, não havia diferença significativa entre as imagens digitais e a radiografia convencional na deteção precoce. Às 12 e 24 horas, a imagiologia digital demonstrou lesões significativamente mais precoces do que a radiografia convencional. Não foi encontrada qualquer diferença entre as técnicas de imagiologia às 36 horas e posteriormente. Não se registaram diferenças significativas nas várias definições de realce da radiovisiografia utilizadas em nenhum dos momentos examinados. [33]

Noutro estudo in vitro realizado na Universidade de Lund, Suécia (1996), não foi encontrada qualquer diferença significativa entre as técnicas radiográficas convencionais e digitais para a deteção de lesões periapicais. A qualidade das imagens digitais diretas também é comparável à da película Espeed para a deteção de lesões ósseas periapicais. Para avaliar a exatidão do diagnóstico, foi examinada a região periapical de mandíbulas humanas secas. Foram geradas curvas de caraterísticas de funcionamento do recetor com base nas leituras de sete observadores. A resolução de alto contraste do sistema digital foi inferior, mas a resolução de baixo contraste foi comparável à da película E-speed. Relativamente à precisão do diagnóstico, não foi observada qualquer diferença significativa entre as áreas sob as curvas caraterísticas de funcionamento do recetor.[34]

Noutro estudo in vitro realizado na Universidade de Lund, Suécia (1996), foi efectuada uma comparação entre imagens digitais e imagens processadas com diferentes meios de melhoramento do sistema digital. Sete observadores avaliaram as imagens digitais no modo original e após tratamento individual das imagens. A exatidão global do diagnóstico não foi diferente para os dois modos de imagem. Os resultados individuais dos observadores também não foram diferentes. O tratamento da imagem foi mais eficaz quando se utilizou a alteração do contraste e do brilho. Procedimentos de processamento mais complicados tiveram menos efeito na precisão do diagnóstico. Concluíram que o processamento de imagens de imagens digitais diretas de alta qualidade tem um efeito limitado na precisão do diagnóstico. As funções básicas de processamento, ou seja, a alteração do contraste e do brilho, foram preferidas para a deteção de lesões periapicais.[35]

Num outro estudo in vivo realizado na Universidade de Lund, Suécia (1997), o desempenho do observador da radiografia digital direta, com e sem processamento de imagem, foi comparado com o da radiografia convencional, para a deteção de lesões ósseas periapicais. Em 50 pacientes, foi efectuada uma radiografia periapical convencional com filme E-speed. De seguida, foi feita uma imagem digital direta da mesma área. As imagens que apresentavam o tecido ósseo periapical de 59 raízes foram avaliadas por sete observadores, utilizando uma escala de confiança de 5 pontos. As imagens digitais foram inicialmente apresentadas como imagens originais, com contraste e brilho predefinidos pelo sistema informático. De seguida, os observadores foram autorizados a utilizar os recursos de processamento para tratamento em escala de cinzentos. Os resultados para as imagens digitais diretas originais e processadas e para as radiografias convencionais foram comparados através da análise Receiver Operating Characteristic (ROC). Foram encontradas diferenças estatisticamente significativas entre as áreas ROC calculadas como valores P (A) para os métodos. A comparação entre os valores Az não mostrou diferenças significativas entre as radiografias convencionais e as imagens digitais originais, ao passo que a diferença entre os valores Az para as imagens digitais originais e processadas ainda era significativa. Concluiu-se que a radiografia convencional em película teve um desempenho ligeiramente melhor na deteção de lesões ósseas periapicais do que a radiografia digital direta e que o processamento de imagens não melhorou o desempenho do observador.[36]

Em outro estudo in vivo realizado na Universidade de Louisville, Kentucky (1998) concluiu que as imagens baseadas no dispositivo de carga acoplada com o Visualix-2 são preferíveis às radiografias baseadas em filme para medir as dimensões da lesão periapical. Neste estudo, catorze examinadores avaliaram as dimensões de 28 lesões com uma régua milimétrica e radiografias Ektaspeed Plus (Eastman Kodak, Rochester, N.Y.), e com o Visualix-2 (Gendex/Dentsply, Milão, Itália) nos modos sem contraste, com contraste e equalizado, com um algoritmo de medição orientado pelo rato do software proprietário. As impressões Impregum F (Premier Dental Products) das lesões periapicais aquando da cirurgia foram utilizadas como "padrão de ouro". Dez imagens escolhidas aleatoriamente foram relidas 2 semanas mais tarde para avaliar a fiabilidade intra-operador. Para a exatidão das medições, as imagens mais próximas do "padrão de ouro" foram obtidas com o Visualix-2 com equalização de imagem. As medições do Visualix-2 com contraste e do Visualix-2 sem contraste foram menos precisas; a película convencional foi consistentemente a menos precisa ($p < 0,002$). Por outro lado, a preferência subjectiva colocou as radiografias em película acima das imagens Visualix-2 sem contraste; as imagens Visualix-2 com contraste estirado foram preferidas em relação a todas as outras modalidades.[37]

Num outro estudo in vitro realizado em Fort Gordon, EUA (1998), não foram encontradas diferenças estatisticamente significativas entre as imagens armazenadas em DDR, as imagens transmitidas em DDR e as imagens em película convencional na capacidade do avaliador para identificar lesões ósseas periapicais artificiais. Este estudo avaliou a radiografia digital direta (DDR) e as imagens transmitidas eletronicamente versus a radiografia convencional na interpretação de lesões ósseas periapicais artificiais. Foram escolhidos cinco dentes de quatro espécimes de mandíbulas de cadáveres. Foram avaliados três tipos de imagens DDR: Imagens DDR armazenadas, imagens DDR transmitidas e imagens DDR invertidas. Foram avaliadas 150 imagens DDR em monitor de computador e 56 imagens em filme D-speed por três endodontistas e um estudante de pós-graduação em endodontia. O teste Wilcoxon de postos sinalizados foi utilizado para a análise estatística dos resultados. As imagens DDR invertidas foram estatisticamente inferiores às imagens DDR armazenadas, às imagens DDR transmitidas e às imagens de radiografia convencional ($p < 0,001$). Não houve diferenças estatisticamente significativas entre as imagens armazenadas em DDR, as imagens transmitidas em DDR e as imagens em filme convencional quanto à capacidade do avaliador em identificar lesões ósseas periapicais artificiais ($p>0,05$).[38]

Num estudo realizado no Centro Académico de Medicina Dentária, Países Baixos (1998), para comparar os padrões da radiografia periapical com recetor de imagem CCD com película, expondo cinquenta dentes de todas as áreas dos maxilares utilizando películas de tamanho 1 ou 2 e o sistema de radiografia dentária digital direta Sidexisl (Siemens, Bensheim, Alemanha) com os suportes de película adequados. A qualidade da imagem foi avaliada por dois radiologistas dentários relativamente a nove critérios individuais e globalmente, numa escala de três pontos. Este estudo concluiu que existia uma diferença significativa entre as exposições com película e com sensor. Seis por cento das películas dentárias necessitaram de ser repetidas, em comparação com 28% com o sensor. Concluíram que a radiografia periapical com um sensor CCD dá origem a mais erros e, por conseguinte, a mais repetições do que a película convencional.[39]

Noutro estudo in vitro realizado na Universidade de Melbourne, Austrália (1998), foi analisada a capacidade de diferentes técnicas radiográficas para detetar a presença de lesões periapicais criadas artificialmente em mandíbulas de cadáveres humanos. A radiografia convencional foi comparada com a imagiologia digital direta utilizando o sistema Digora. As lesões artificiais foram criadas à volta das raízes dos molares em três fases: remoção apenas da lâmina dura, extensão ao osso esponjoso e envolvimento da placa cortical. Radiografias e imagens digitais (escala de cinza, coloridas e imagem reversa) foram obtidas no pré-operatório e após cada estágio de remoção óssea. As imagens foram pontuadas numa escala de 5 pontos por oito observadores. Para todos os tipos de imagem, as lesões foram facilmente detectáveis após a remoção da lâmina dura apenas, com aumento da detetabilidade associada à remoção óssea adicional (especialmente o envolvimento da placa cortical). As radiografias e as imagens digitais em escala de cinzentos foram comparáveis em todas as fases, enquanto as imagens a cores e invertidas foram associadas a uma maior dispersão das pontuações de diagnóstico. As imagens digitais não melhoraram a detetabilidade das lesões.[40]

Noutro estudo in vitro realizado no Centro Médico da Universidade do Mississippi, EUA (1998), para determinar a eficácia no diagnóstico de defeitos ósseos esponjosos dos seguintes métodos radiográficos: película convencional, película digitalizada, película digitalizada melhorada, imagem digital direta, imagem digital direta melhorada, subtração digital e subtração digital melhorada. Foram geradas lesões mecânicas de diferentes profundidades por baixo de raízes de dentes mandibulares pré-molares e molares de cadáveres. Um portefólio de imagens radiográficas de tipos e tamanhos de lesões aleatórios foi apresentado a 20 clínicos e os seus diagnósticos foram avaliados. Descobriram que, para a deteção de defeitos ósseos esponjosos (verdadeiros positivos), a maioria dos métodos avaliados teve um desempenho equivalente ao da radiografia convencional em película. Apenas a radiografia de subtração digital direta e a radiografia de subtração digital direta melhorada demonstraram uma melhoria significativa do diagnóstico para uma vasta gama de tamanhos de defeitos. Em segundo lugar, o nível de erros de diagnóstico de defeitos (falsos positivos) para a maioria dos métodos avaliados foi equivalente ao da radiografia com película convencional. Nesta categoria, ambas as formas de radiografia de subtração podem aumentar significativamente a capacidade do médico de não errar o diagnóstico de defeitos ósseos esponjosos.

A detetabilidade radiográfica das lesões do osso esponjoso tem sido tradicionalmente considerada fraca. Os autores concluíram que os métodos radiográficos mais recentes (filmes digitalizados com ou sem realce, digital direto com ou sem realce) eram aproximadamente equivalentes ao filme convencional para a deteção destes defeitos. A radiografia de subtração digital com ou sem realce melhora a probabilidade de um diagnóstico correto do defeito esponjoso. A melhoria no falso diagnóstico foi a diferença mais dramática observada na comparação dos métodos subtraídos com os métodos não subtraídos. A radiografia de subtração digital pode proporcionar melhores capacidades de diagnóstico. O clínico deve ponderar estes benefícios em relação às exigências de reprodutibilidade posicional desta técnica. Com os avanços tecnológicos cada vez mais rápidos, a radiografia digital e o software de subtração de apoio têm claramente o potencial de se tornarem recursos significativos para a medicina dentária.[57]

Um estudo realizado na Universidade de Louisville, Kentucky (1999), com o objetivo de comparar as dimensões das imagens adquiridas com um dispositivo de carga acoplada sob vários aperfeiçoamentos com as dimensões das radiografias em película e as dimensões in vivo no que diz respeito à medição linear de lesões radiolucentes perirradiculares. Foram medidas as dimensões de 25 lesões obtidas por meio de um recetor digital baseado num dispositivo de acoplamento de carga e de uma película radiográfica Ektaspeed Plus e comparadas com as dimensões efetivamente medidas em impressões das lesões obtidas durante a cirurgia. As imagens digitais foram apresentadas nos modos sem contraste, equalizadas e equalizadas/codificadas por cores. O protocolo de codificação de cores foi repetido para determinar o erro do método e cada tratamento de imagem foi novamente medido para determinar a fiabilidade intra-avaliador. As diferenças foram comparadas através da utilização de uma análise de variância de 2 vias de Friedman com um teste de classificação assinado de Wilcoxon (alfa = 0,01). As dimensões reais da lesão foram maiores do que as estimativas de dimensão obtidas com imagens digitais (intervalo, 23% a 35%) e radiografias em película (intervalo, 29% a 43%). As imagens com código de cores foram significativamente menos precisas do que as imagens equalizadas e as imagens sem contraste. As imagens equalizadas através da utilização do algoritmo de medição do software do residente forneceram estimativas mais precisas do que as estimativas feitas com radiografias em película e uma regra milimétrica padrão. A variabilidade entre os avaliadores foi baixa. A aplicação do código de cores não foi considerada fiável. Assim, concluíram que, quando aplicado a imagens intra-orais, o processamento de imagens digitais com código de cores tinha um valor limitado na estimativa das dimensões das lesões peri-radiculares.[2]

Noutro estudo in vitro realizado na Northwestern University Dental School, Chicago, EUA (2000), em que as áreas periapicais de 16 dentes de 6 espécimes de maxilares mandibulares humanos foram examinadas aleatoriamente por 3 observadores, utilizando radiografia convencional com película Kodak E-speed e radiovisiografia (com contraste variável e com contraste fixo). Cada área periapical foi examinada no pré-operatório e após a criação de lesões periapicais de broca de 2, 4, 6 e 8 dimensões no osso cortical. Os três métodos radiográficos foram comparados por ANOVA de medidas repetidas das pontuações de precisão para as 16 lesões periapicais. A exatidão aumentou com o tamanho da lesão, mas não variou consoante o método. A ANOVA de medidas repetidas das pontuações de exatidão apenas da condição de lesão mais pequena e sem lesão mostrou que a radiografia convencional e a radiovisiografia (contraste variável) têm pontos fortes opostos. A radiografia convencional tendeu a ser mais precisa na condição sem lesão, enquanto a radiovisiografia com contraste variável foi um pouco mais precisa na condição com lesão menor. A precisão da radiovisiografia com contraste fixo não foi significativamente diferente dos outros dois métodos. [41]

Noutro estudo in vitro realizado na Universidade de Detroit, EUA (2000), não foram encontradas diferenças estatisticamente significativas entre os sistemas de película, CCD e CMOS-APS. A película E-speed Plus e as imagens digitais com um sensor de dispositivo de carga acoplada (CCD) e um sensor de pixel ativo de semicondutor de óxido metálico complementar (CMOS-APS) foram comparadas na deteção de lesões ósseas periapicais. Foram criadas lesões periapicais no osso cortical e trabecular de 10 mandíbulas humanas secas. Setenta imagens radiográficas e 140 imagens digitais foram avaliadas por 6 endodontistas e 2 radiologistas. Não foram encontradas diferenças estatisticamente significativas entre os sistemas de película, CCD e CMOS-APS. A deteção da lesão ocorreu com uma precisão significativamente maior no osso cortical do que no osso trabecular, bem como quando a placa cortical estava envolvida.[1]

Noutro estudo in vivo realizado na Universidade de Ontário, Canadá (2000) para avaliar a percentagem de precisão, sensibilidade, especificidade e fiabilidade do diagnóstico radiográfico periapical da doença inflamatória periapical. Foram analisados 140 casos em condições de visualização ideais por 6 observadores. Para cada caso, os observadores determinaram se a doença periapical era evidente e classificaram a confiança da sua interpretação. A percentagem média de exatidão foi de 70,2%. A sensibilidade e a especificidade médias foram de 0,65 e 0,78, respetivamente. Os coeficientes de correlação intraclasse para a fiabilidade intra-observador e inter-observador foram de 0,66 e 0,54, respetivamente. A especificidade do diagnóstico radiográfico periapical é superior à sensibilidade. O diagnóstico radiográfico periapical tem uma especificidade mais elevada do que a sensibilidade, o que apoia as actuais diretrizes de radiografia selectiva para o paciente dentário adulto. A fiabilidade da interpretação da radiografia periapical é apenas razoável quando se avalia a concordância interobservador, mas melhora quando se considera a concordância intraobservador. [44]

Num outro estudo in vitro realizado na Universidade da Carolina do Norte, EUA (2001), as caraterísticas físicas do sensor RVG UI (RVG) com a película Ektaspeed Plus foram comparadas para avaliar a resolução espacial. Foram criadas curvas dose-resposta para a película e para cada um dos 6 modos RVG disponíveis. Foi utilizado um degrau de alumínio para avaliar a latitude de exposição. A resolução espacial foi avaliada através da utilização de uma ferramenta de teste de pares de linhas. A latitude e a resolução foram avaliadas por observadores para ambas as modalidades. O RVG foi ainda caracterizado pela sua função de transferência de modulação. A latitude de exposição foi igual para a película e o RVG no modo periodontal. Outros modos de escala de cinzentos demonstraram uma latitude muito inferior. A resolução máxima média foi de 15,3 pares de linhas por milímetro (lp/mm) para o RVG no modo de alta resolução, 10,5 lp/mm para o RVG no modo de baixa resolução e > 20 lp/mm para a película ($P < .0001$). As medições da função de transferência de modulação apoiaram as avaliações subjectivas. Este estudo concluiu que, no modo periodontal, o sensor RVG UI demonstra uma latitude de exposição semelhante à da película Ektaspeed Plus. As imagens em película apresentam uma resolução espacial significativamente mais elevada do que as imagens RVG adquiridas no modo de alta resolução.[45]

Um estudo realizado na Universidade de Pittsburg, EUA (2001), comparou a eficácia de diagnóstico da película Ektaspeed Plus, de um dispositivo de carga acoplada e de imagens digitais baseadas em fósforo fotoestimulável para a deteção de lesões periapicais simuladas de 24 secções mandibulares humanas. A película Ektaspeed Plus apresentou a maior sensibilidade e especificidade, seguida das imagens de fósforo fotoestimulável e do dispositivo de carga acoplada ($P < .001$). Este estudo concluiu que a película Ektaspeed Plus superou as imagens CCD e PSP quando os observadores puderam manipular as caraterísticas da imagem.[46]

Num estudo realizado na Universidade de Burne, Suíça (2002), as lesões periapicais num contexto clínico foram comparadas através de imagens radiográficas digitais convencionais e subtraídas. Onze pacientes que apresentavam sinais clínicos ou radiológicos de patologia periapical receberam tratamento de canal. As radiografias periapicais foram obtidas imediatamente após a cirurgia e as radiografias de retorno foram obtidas em intervalos de 3, 6, 9 e 12 meses após a cirurgia. Foi mantida uma geometria de exposição idêntica. A partir das radiografias padronizadas, foram produzidas imagens digitalizadas. Quatro profissionais experientes interpretaram as radiografias e as imagens digitalizadas. Avaliaram 59 pares de imagens projectadas aleatoriamente com um projetor de diapositivos. No lado esquerdo, havia uma imagem de referência sem lesão e, no lado direito, uma imagem com ou sem lesão. Foi pedido a cada leitor que classificasse cada par de imagens numa escala de três pontos:

1. Sim, tenho a certeza absoluta de que houve ganhos ou perdas
2. Incerto, se houve ganho ou perda
3. Não, tenho a certeza absoluta de que não houve qualquer ganho ou perda.

Não houve limite de tempo para cada decisão. A concordância inter e intra-examinador foi analisada utilizando a estatística kappa para o diagnóstico de alterações da densidade óssea periapical na região periapical nos diferentes pontos temporais, quer em pares de radiografias convencionais, quer utilizando imagens de subtração digital. A concordância inter-examinador ($P \leq 0,001$) e a concordância intra-examinador (p = 0,02) quando as imagens digitais foram avaliadas foram significativamente mais elevadas do que com as radiografias convencionais. Este estudo concluiu que a radiografia de subtração digital permitiu obter uma concordância significativamente melhor entre os observadores durante a avaliação do resultado do tratamento do canal radicular em lesões periapicais. [47]

Noutro estudo in vitro realizado na Universidade de Louisville, Kentucky, EUA (2003), a qualidade subjectiva da imagem do detetor Schick CDR da geração mais recente, que utiliza tecnologia de semicondutores de óxido metálico complementar (CMOS), foi comparada com as imagens que utilizam o detetor Schick CDR da geração anterior, com dispositivo de acoplamento de carga (CCD). Todas as imagens radiográficas foram efectuadas utilizando a mesma maxila de cadáver adulto fixada em formalina com os tecidos naturais circundantes no lugar. O gerador de raios X utilizado foi um Villa Sistemi Medicali Diamatic srl AP/Explor X, que funcionava a 70 kVp e 8 mA. A distância fonte-detetor foi fixada em 38 cm e foi utilizado um banco ótico para garantir uma geometria de feixe reproduzível. Foi aplicada uma gama de exposições para ambos os detectores. Um painel de nove dentistas observou e avaliou de forma independente as imagens efectuadas em cada exposição. O sensor CMOS foi considerado superior ao seu antecessor CCD na representação do osso cortical e dos ápices radiculares; o detetor CCD apenas foi considerado superior na representação do espaço do canal radicular. Não foi encontrada qualquer diferença significativa entre os dois detectores na perceção da representação da cárie dentária proximal, dos tecidos moles gengivais, do espaço do ligamento periodontal ou dos instrumentos endodônticos. Combinando as pontuações de classificação de cada uma das tarefas, os detectores CMOS e CCD tiveram uma proporção semelhante de classificações de imagem de excelente, aceitável e má. Assim, concluíram que, no que diz respeito à qualidade subjectiva da imagem, os detectores CMOS e CCD da Schick foram considerados como produzindo imagens radiográficas de qualidade global semelhante.[48]

Em outro estudo in vitro realizado na Pontifícia Universidade Católica, Brasil (2004), para comparar e avaliar a eficácia da imagem radiográfica convencional e digital para o diagnóstico de cavidades simuladas de reabsorção radicular externa. Mandíbulas humanas contendo dentes foram cobertas com fatias de músculo bovino para simular os tecidos moles. Nove dentes de cada grupo de dentes foram investigados. Inicialmente, foram efectuadas três radiografias periapicais de cada dente, utilizando uma técnica de deslocamento do tubo com angulações mesial e distal em ambos os métodos. Todos os dentes foram posteriormente extraídos e tiveram cavidades de 0,7 e 1,0 mm de profundidade preparadas nas superfícies vestibular, mesial e distal nos terços cervical, médio e apical. Foram utilizadas brocas cilíndricas de aço com 0,7 e 1,0 mm de diâmetro. Cada dente foi recolocado no seu alvéolo e novas radiografias foram realizadas. Três examinadores, um endodontista (1), um radiologista (2) e um dentista generalista (3), avaliaram as imagens. Os resultados foram comparados pelo teste z e mostraram um maior número de cavidades detectadas pelo método digital em comparação com o convencional, independentemente da profundidade da cavidade. Em ordem decrescente, os examinadores 2, 3 e 1 apresentaram diferentes potenciais de deteção de cavidades com o método convencional. Os examinadores 1 e 3 apresentaram potencial superior ao do examinador 2 para deteção de cavidades de diferentes tamanhos com o método digital.[49]

Num outro estudo in vitro realizado no Instituto de Karolinska, Suécia (2004), para comparar as radiografias com código de cores com as radiografias convencionais a preto e branco em termos do teste da curva de percetibilidade, foram expostas doze radiografias digitais num objeto de teste, de exposições baixas a altas, e registadas utilizando o sistema DIXI (Planmeca Oy, Helsínquia, Finlândia). Foi utilizado um objeto de teste em alumínio com dez pormenores de objectos sob a forma de orifícios com profundidades que variam entre 0,03 mm e 0,30 mm, em passos de 0,03 e 0,01 mm. A nova escala de cores foi utilizada para transformar as radiografias convencionais a preto e branco em radiografias a cores através de um software especialmente concebido para o efeito. Foi pedido a dez observadores que analisassem quatro conjuntos de radiografias, ou seja, radiografias a cores e a preto e branco, e radiografias a cores invertidas e a preto e branco invertidas. O pormenor do objeto com o menor contraste percetível em cada radiografia foi registado para cada observador. As curvas de percetibilidade foram traçadas com base no valor médio dos dados do observador. Os resultados do teste da curva de percetibilidade mostraram que a informação nas radiografias codificadas a cores era pelo menos tão boa como a das radiografias a preto e branco. De facto, na gama de exposição mais baixa, as radiografias codificadas a cores apresentavam uma melhor perceção do que as radiografias convencionais a preto e branco. [43]

Noutro estudo in vivo realizado na Universidade Aristóteles, Grécia (2005), as caraterísticas de qualidade de imagem das radiografias convencionais foram comparadas com as suas equivalentes digitais. Foram utilizadas 100 radiografias convencionais (E-speed) para a avaliação da densidade e do contraste. As radiografias foram efectuadas utilizando uma série de exposições em condições normalizadas e foram comparadas com imagens digitais resultantes da digitalização das referidas radiografias com um scanner disponível no mercado. A resolução foi avaliada com uma experiência que utilizou 50 pacotes de película e um alvo de resolução exposto com diferentes tempos de exposição, utilizando tanto as radiografias originais como os seus equivalentes digitalizados. As radiografias digitalizadas pareciam ter uma densidade mais elevada do que as radiografias convencionais. Além disso, demonstraram uma gama de densidade mais estreita. A resolução foi semelhante para ambos os tipos de imagens. Este estudo concluiu que, embora haja uma concordância com a literatura de que as radiografias digitalizadas são de maior densidade, é necessária mais investigação para detetar os vários factores que podem ter um efeito na qualidade das imagens digitalizadas. [50]

Num outro estudo in vivo realizado na Naval Post Graduate Dental School, Bethesda, EUA (2005), os sistemas de radiografia digital direta (DDR) Schick CDR e Trophy RVG foram comparados quanto à capacidade de detetar lesões periapicais em mandíbulas de cadáveres humanos. Foram expostas radiografias digitais de dentes com áreas periapicais normais e de dentes com lesões periapicais preparadas artificialmente, utilizando ambos os sistemas DDR. Três examinadores visualizaram independentemente as imagens em dois períodos de tempo diferentes e estimaram qual o estado ósseo presente. Os dados resultantes foram submetidos a uma análise estatística utilizando uma ANOVA de duas vias. A variabilidade interexaminadores foi analisada estatisticamente através do coeficiente rho de Spearman. Não houve diferença significativa no nível de precisão entre os dois sistemas DDR diferentes em nenhum dos períodos de observação. Houve um alto nível de concordância estatisticamente significativo entre os examinadores ($p<0,01$). Em conclusão, não houve diferença significativa na precisão da deteção de lesões periapicais preparadas artificialmente entre os sistemas Schick CDR e Trophy RVG DDR.[51]

Noutro estudo in vitro realizado na Universidade de Detroit (2005) para comparar a exatidão das radiografias intra-orais de velocidade D e F e das imagens radiográficas digitais e digitais melhoradas para a determinação do comprimento da lima endodôntica. Foram coladas limas K de tamanho 15 em 51 canais de 34 dentes de cadáveres humanos. A distância da ponta da lima ao ápice da raiz foi medida em película de velocidade D e F e em imagens digitais com e sem contraste. A qualidade das imagens foi avaliada pelos observadores. O osso do cadáver sobreposto e a estrutura da raiz foram subsequentemente removidos para expor a ponta da lima para a medição efectiva até ao ápice. A distância medida em cada imagem foi comparada com a medida real. Foram aplicadas as análises estatísticas ANOVA, Kruskal-Wallis, teste do sinal e correlação de Pearson. Não se registaram diferenças significativas na precisão da medição entre os 4 tipos de imagem ($P >0,05$). As avaliações subjectivas mostraram uma preferência pela qualidade das imagens digitais melhoradas. Todos os 4 tipos de imagem foram semelhantes na precisão da medição do ficheiro. A qualidade de imagem das imagens digitais melhoradas foi subjetivamente superior às restantes.[52]

Noutro estudo in vitro realizado na Universidade de Louisville, Kentucky, EUA (2005), Farman e Farman publicaram um pequeno relatório técnico para fornecer uma comparação básica da resolução espacial, da percetibilidade do contraste e das latitudes de exposição relativas de 18 detectores de raios X dentários actuais, incluindo sistemas de estado sólido (CCD e CMOS), fósforos fotoestimuláveis e película analógica. A resolução espacial foi medida utilizando uma grelha de teste com um fantoma de Pb de 0,025 mm com um intervalo de medição de 1,5 a 20 lp/mm. Para a percetibilidade do contraste, foi utilizado um dispositivo de teste de percetibilidade em alumínio com 7 mm de espessura, com poços de 0,1-0,9 mm de profundidade em intervalos de 0,1 mm e um defeito de 1,5 mm. A latitude de exposição relativa foi determinada por consenso de peritos, utilizando a discriminação clara da junção esmalte-dentina como limite inferior e a floração de pixéis ou níveis inaceitáveis de desgaste cervical como limite superior. Neste estudo, a resolução espacial mais elevada foi encontrada com os detectores de película Kodak InSight, RVG-ui (CCD) e RVG 6000 (CMOS), tendo cada um deles atingido 20 lp/mm, seguido do Planmeca Dixi2 v3 com 16 lp/mm. A resolução de contraste foi de, pelo menos, 0,2 mm a 7 mm de alumínio para todos os 18 detectores, tendo os melhores resultados sido obtidos com os detectores Visualix HDI, RVG-ui, RVG 5000 e RVG 6000 e com os sistemas com e sem fios Schick CDR. As maiores gamas de exposição foram encontradas com fósforos foto-estimuláveis e com os detectores Kodak RVG 6000 e RVG 5000. Os autores concluíram que a maioria dos detectores de raios X actuais tem, em geral, um bom desempenho em termos de resoluções espaciais e de contraste, bem como em termos de latitude de exposição. [53]

Noutro estudo in vivo realizado na escola de medicina dentária da Geórgia, Geórgia (2005), a reprodutibilidade intraexaminador e interexaminador foi avaliada na avaliação da altura do osso alveolar em radiografias digitais diretas e convencionais. Foram efectuados conjuntos iguais de radiografias convencionais e radiografias digitais em 23 indivíduos. Os níveis ósseos foram medidos nas radiografias como a distância da junção cemento-esmalte à crista alveolar, em milímetros, nas superfícies mesial e distal de todos os dentes disponíveis, excluindo os terceiros molares. Dois examinadores mediram os níveis ósseos duas vezes em cada tipo de sistema de imagem, independentemente um do outro. Foram calculadas as correlações e os valores do teste t pareado. Neste estudo, verificou-se que a concordância relativa intraexaminador (valor r) em ambas as radiografias digitais e convencionais variou de 0,73 a 0,98, P> 0,05; no entanto, as diferenças entre as medições (concordância absoluta) para cada examinador não foram significativas, P> 0,05. A concordância relativa interexaminadores nas radiografias digitais e convencionais variou de 0,70 a 0,95 e as diferenças de medição entre os dois examinadores também foram significativas. Um examinador tendeu a obter medições mais elevadas do que o outro. Este estudo concluiu que as medições do osso alveolar são reprodutíveis em radiografias digitais e convencionais. A reprodutibilidade intraexaminador é superior à reprodutibilidade interexaminador. As radiografias digitais diretas não melhoraram a concordância do examinador em relação às radiografias convencionais.[54]

Noutro estudo in vitro realizado na Universidade de Manchester, Reino Unido (2005), foi medida a relação entre a qualidade da imagem e a exposição aos raios X para três tipos de sistemas de imagiologia intra-oral (película convencional, sistema de placa de fósforo e sistema baseado em CCD). A película Kodak 'Insight' F-speed, Digora FMX (sistema de placa de fósforo) e Visualix USB (sistema CCD) foram utilizadas para produzir uma série de imagens radiográficas de dois espécimes de maxilares portadores de dentes (regiões molar maxilar e molar mandibular) numa gama de exposições de raios X de 10 ms a 2000 ms (todas a 6 mA e 60 kV). As imagens digitais foram visualizadas num monitor de computador e as películas numa caixa de luz convencional. Cinco observadores classificaram cada imagem utilizando uma escala de qualidade de imagem subjectiva de cinco pontos (0-4). A qualidade de imagem óptima foi observada na película convencional. Nenhum dos sistemas digitais atingiu esta pontuação em qualquer exposição, obtendo em ambos os casos uma pontuação média máxima de 3,1 (visualização adequada). No entanto, os dois sistemas digitais proporcionaram uma visualização adequada com tempos de exposição substancialmente mais baixos. A redução da dose em relação à convencional para imagens de qualidade máxima com o Visualix USB foi de 20%, mas para o Digora FMXft foi de 70%. Os três sistemas forneceram imagens aceitáveis (pontuação de qualidade de dois ou superior) numa vasta gama de exposições. Assim, em termos de qualidade subjectiva da imagem, a película de velocidade F teve um melhor desempenho do que os dois sistemas digitais, proporcionando uma qualidade adequada com doses de radiação mais baixas.[55]

Num outro estudo in vitro realizado na Universidade de Atenas, Grécia (2006), para comparar o desempenho de diagnóstico obtido a partir de imagens radiográficas digitais diretas (na sua forma original e após a aplicação de uma inversão da escala de cinzentos) e de película convencional na deteção de lesões ósseas esponjosas periimplantares artificiais. Foram colocados quatro implantes de titânio no osso esponjoso de uma mandíbula seca e foram criados defeitos ósseos cada vez maiores nos seus locais aproximados. As radiografias foram tiradas utilizando película convencional e um sensor digital com dispositivo de acoplamento de carga. Doze observadores avaliaram três séries de imagens (convencional, digital original, digital inversa) numa escala de confiança de 5 pontos. Os dados foram avaliados estatisticamente por análise de variância e foram calculadas a sensibilidade, a especificidade e a exatidão das três modalidades de imagem. Descobriram que a média total das pontuações de confiança do observador aumentava à medida que o tamanho do defeito também aumentava. Não foram encontradas diferenças estatisticamente significativas entre as três imagens para a ausência de defeito e o defeito que corresponde ao tamanho de broca mais pequeno. Foram encontradas diferenças significativas para tamanhos de broca maiores entre a imagem convencional e as duas imagens digitais e para o maior tamanho de broca entre o inverso digital e as outras duas imagens. A especificidade foi elevada e a sensibilidade relativamente baixa. Concluíram que as lesões ósseas peri-implantares devem exceder um determinado tamanho para serem detectadas com confiança através das modalidades de imagem.[58]

Noutro estudo in vivo realizado na Universidade de Pequim, Pequim, China (2007) para comparar a exatidão e a precisão das medições do nível ósseo marginal em radiografias digitais com e sem código de cores. As radiografias digitais periapicais de 21 pacientes foram processadas com e sem um algoritmo de código de cores. Os pacientes foram submetidos a cirurgia periodontal imediatamente após a exposição das radiografias, e as distâncias verticais da junção cemento-esmalte (CEJ) à parte mais apical do osso marginal foram medidas clinicamente. Os valores medidos foram considerados como um padrão de referência e subtraídos da distância vertical radiográfica correspondente. Sete observadores contribuíram para as medições radiográficas sob as mesmas condições de visualização. Não foi encontrada diferença estatisticamente significativa entre as diferenças absolutas das distâncias verticais obtidas a partir das radiografias e seus correspondentes padrões de referência nos dois tipos de radiografia. A variabilidade intra e inter-observador não foi significativa. Os autores concluíram que as radiografias digitais com código de cores não proporcionaram uma precisão mais favorável na avaliação dos níveis ósseos alveolares marginais do que as radiografias a preto e branco e, portanto, não melhoraram a medição desses níveis.[6]

Noutro estudo in vitro realizado na Universidade de Tel Aviv, Israel (2008), para comparar o diagnóstico de cavidades de reabsorção radicular externa induzidas artificialmente utilizando radiografia intra-oral convencional (Kodak Insight), sensor CCD (Sopix wireless) e sensor PSP (Orex Digident), foram obtidas duas mandíbulas de cadáveres e extraídos dentes dos seus alvéolos. Foram simuladas reabsorções radiculares externas artificiais utilizando brocas redondas ISO (International Organization for Standardization) de 0,5 mm, 0,8 mm e 1,2 mm de diâmetro, perfurando até à profundidade total em diferentes locais nos terços cervical, médio e apical das superfícies radiculares proximais e vestibulares de 6 dentes, por ordem crescente. Foram obtidas radiografias convencionais e digitais de 3 vistas diferentes de cada dente em 3 etapas (pequena = 0,5 mm; média = 0,8 mm; e grande = brocas redondas de 1,2 mm de diâmetro). Três observadores examinaram todas as imagens para detetar a presença de cavidades de reabsorção. Na primeira sessão, cada imagem foi avaliada separadamente; na segunda, os examinadores tiveram acesso a todas as vistas. Os dados foram analisados estatisticamente através da análise de variância de 4 vias. A comparação de pares entre receptores, vistas de projeção, tamanho e localização foi feita pelo teste de Tukey. Verificaram que foram obtidas proporções mais elevadas de leituras corretas com o recetor convencional de película (Kodak Insight) e CCD em comparação com o recetor PSP utilizado neste estudo (PSP < CCD < Película; $P < 0,001$). Os melhores resultados foram obtidos quando os examinadores tiveram acesso a todas as vistas. Os locais mais difíceis para determinar o diagnóstico verdadeiro foram as regiões apicais. As leituras corretas mais elevadas foram obtidas nas regiões cervicais proximais. Concluíram que a película intra-oral convencional e o sensor CCD produziram resultados semelhantes no diagnóstico da reabsorção radicular externa simulada.[59]

Noutro estudo in vitro realizado no Instituto de Karolinska, Suécia (2009), para comparar a deteção de cáries aproximais in vitro através de radiografias digitais a preto e branco e codificadas a cores, foram utilizados dois grupos de amostras de dentes. Um grupo era constituído por 40 pré-molares montados em grupos de 3 ou 4 e o outro grupo incluía 90 pré-molares montados em grupos de 5. As radiografias, expostas respetivamente com os sistemas radiográficos digitais Dixi e Digora Optime, foram codificadas por cores utilizando um software especialmente concebido para o efeito. Sete observadores em cada um dos 2 centros avaliaram subjetivamente uma série de radiografias a preto e branco e com código de cores. Os dentes foram posteriormente seccionados para determinação histológica das lesões. Foram efectuadas análises ROC. As radiografias a preto e branco foram transformadas por um software especialmente concebido em radiografias codificadas a cores com uma escala de cores que preserva a intensidade da luz das radiografias originais a preto e branco, tendo em conta a resposta do sistema visual humano. Verificaram que não existiam diferenças significativas entre as radiografias a preto e branco e as radiografias codificadas a cores na deteção de cáries aproximadas e concluíram que as radiografias digitais codificadas a cores podem ser utilizadas como alternativa às radiografias digitais a preto e branco.[42]

Noutro estudo in vivo realizado na Índia (2010) para avaliar a eficácia da radiografia convencional, da radiografia digital e das imagens de ultra-sons no diagnóstico de lesões periapicais, foram selecionados e consentidos no estudo 21 pacientes com idades compreendidas entre os 15 e os 45 anos com radiolucência periapical bem definida associada a dentes anteriores maxilares ou mandibulares que necessitavam de cirurgia endodôntica ou extração. As radiografias periapicais intra-orais pré-operatórias e as imagens digitais com dispositivo de carga acoplada obtidas pela técnica de paralelização foram avaliadas por 3 observadores especializados que deram o seu diagnóstico das lesões periapicais. Em seguida, foi realizado um exame de ultrassom e as imagens foram avaliadas quanto ao tamanho, conteúdo e suprimento vascular por 3 ultra-sonografistas. Seguiu-se a curetagem dos tecidos periapicais para permitir a investigação histopatológica, que é o padrão de ouro no diagnóstico. Descobriram que a percentagem de precisão do diagnóstico de lesões periapicais utilizando a radiografia convencional foi de 47,6%, a radiografia digital de 55,6% e a ecografia de 95,2%. A ultrassonografia teve a maior sensibilidade e especificidade: 0,95 e 1,00, respetivamente, e concluíram que a radiografia convencional e a digital permitiram o diagnóstico de doenças periapicais, mas não a sua natureza, enquanto a ultrassonografia fornece informações precisas sobre a natureza patológica das lesões, o que é importante para prever o resultado do tratamento. Portanto, o ultrassom pode ser usado como um complemento à radiografia convencional ou digital no diagnóstico de lesões periapicais.[56]

MATERIAIS E MÉTODOS:

Local do estudo:

Este estudo in-vitro foi realizado para comparar a precisão do diagnóstico de imagens digitais codificadas por cores, imagens digitais diretas e radiografias convencionais para lesões periapicais em 30 mandíbulas secas de cadáveres humanos na região periapical de 1st e 2nd dentes pré-molares. Este estudo foi realizado de dezembro de 2010 a junho de 2011 no Departamento de Medicina Oral e Radiologia do Government Dental College and Research Institute, Bangalore.

Amostras de estudo:

Foram selecionadas para o estudo 30 mandíbulas de cadáveres humanos secos obtidas do Departamento de Anatomia, BMCRI, Bangalore, com base em critérios de seleção.

Critérios de inclusão

1. Mandíbulas intactas de cadáveres humanos secos com os dentes necessários presentes em bom estado

Critérios de exclusão

2. Mandíbulas com dentes cariados ou fracturados.
3. Mandíbulas com patose periapical pré-existente.
4. Quaisquer outras patologias nas mandíbulas.

Equipamentos e materiais:

1. 30 mandíbulas humanas secas (espécimes de estudo).
2. Peça de mão reta com micromotor (Unidade de peça de mão de baixa velocidade NSK EX-203)
3. Discos de carborundum (grosso: 7/8" de diâmetro)
4. Brocas redondas de carborundum (Tamanho 2, 4, 6)
5. Serra de serra de osso (10 polegadas com 14 dentes por polegada)
6. Cera adesiva dentária (Maarc)
7. Balança metálica.
8. Adesivo de cianoacrilato.
9. Fita adesiva.

Para radiografia convencional:

1. **Película:** Películas dentárias intra-orais E-speed de tamanho 2 (Ektaspeed tamanho 2, Eastman-Kodak Co, Rochester, NY, EUA).

2. **Gerador de raios X:** Máquina de raios X intra-oral dentária com 65 Kilo de tensão de pico, 8 miliamperes, um colimador de 60 mm de diâmetro do cone da cabeça do tubo, um temporizador e uma filtragem inerente de 1 mm equivalente de alumínio, com uma filtragem total de 2 mm equivalente de alumínio e um diafragma de chumbo de 1 mm de espessura.

3. Dispositivo de paralelização de anéis de plástico Rinn (Dentsply/Rinn Corp, Elgin, III)

Tratamento dos filmes expostos:

1. Uma sala escura bem equipada, à prova de luz, com luz de segurança, ventilação adequada e abastecimento de água.

2. Processador automático com soluções de processamento (Dent-X 810 Plus-ADA aprovado) com um tempo de processamento de 6 minutos.

Radiografia digital:

a. **Hardware do sistema:** Sensor KODAK RVG 5100 com dimensões exteriores de 27,5 x 37,7, com uma área ativa de 22 x 30 mm e dimensões de matriz de 1200 x 1600 pixels. A resolução real da imagem era de 14 pares de linhas/mm.

b. **Software de sistema:**

- Software KODAK 5100.
- Sistema operativo Windows Vista.

Configuração do PC:

a) Um processador core 2 duo com 3 GB de RAM e 320 GB de capacidade de disco rígido.

b) Placa gráfica NVDIA com 256 MB de RAM.

c) Monitor Samsung de ecrã plano de 15 polegadas.

Materiais para visualização de imagens radiográficas:

a) Caixa de visualização de raios X para interpretação de imagens de raios X convencionais.

b) Monitor Samsung de ecrã plano de 15 polegadas com resolução de (1366 x 768) pixels para visualização das imagens digitais e codificadas a cores.

Método de recolha de dados:

As mandíbulas secas selecionadas foram seccionadas verticalmente para incluir a área entre a região dos caninos e dos molares. Para seccionar as mandíbulas, utilizou-se uma serra de corte para ossos e um disco de carborundum montado numa peça de mão reta com um micromotor de baixa velocidade. Foi tido o cuidado de evitar o envolvimento das zonas peri-radiculares dos dentes a estudar. Foram efectuadas radiografias convencionais destas secções para determinar a presença de qualquer patologia periapical pré-existente. Só foram incluídas no estudo as secções em que não havia patologia periapical preexistente.

Montagem de mandíbulas para exame radiográfico de lesões ósseas:

Cada secção mandibular foi montada num bloco de pasta de silicone numa base de plexiglass com 1 polegada de espessura. Foi feito um substituto de tecido mole com dez placas de plexiglass de 4x4 polegadas cimentadas com uma camada fina de cianoacrilato para obter uma espessura total de 25 mm. Sobre esta secção de plexiglass foi centrado um dispositivo de pontaria Rinn XCP (Dentsply/Rinn Corp, Elgin, III) e cimentado com adesivo de cianoacrilato. O componente CCD foi fixado ao aparelho de suporte do CCD com fita adesiva. O centro do CCD foi marcado com tinta indelével e uma linha foi prolongada até à placa de montagem principal para indexação. Cada espécime foi então radiografado para determinar a sua adequação ao estudo. Os espécimes foram montados de forma a ficarem alinhados com um dispositivo de paralelização de anéis de plástico Rinn, fixado ao bloco de plexiglas com adesivo de cianoacrilato. Foi colocado um colimador retangular de 12 polegadas no anel de plástico Rinn. Um bloco de plexiglas de 2,5 cm de espessura foi colocado entre o colimador e a secção da mandíbula para servir de tecido mole. O posicionamento da película e dos sensores foi padronizado através da utilização de uma base de plexiglass para alinhar a face da película e dos sensores, bem como para fornecer um suporte traseiro. A distância constante entre a fonte e o objeto foi mantida em 4,5 cm. Foi mantida uma distância constante entre o objeto e a película de 2,5 cm.

Método para criar lesões periapicais:

De 30 mandíbulas humanas secas, livres de doença periapical, foram retiradas secções da região do primeiro pré-molar distalmente aos molares. As lesões periapicais foram criadas na junção do osso esponjoso e cortical utilizando uma peça de mão micromotora e brocas de carboneto de tamanhos 2, 4 e 6 colocadas sucessivamente até à profundidade da cabeça da broca no orifício anterior. Foi tirada uma imagem convencional de cada espécime como imagem pré-operatória. Após cada utilização sucessiva de brocas redondas, foi tirada uma imagem convencional, RVG e codificada a cores para cada espécime. Isto resultou em 3 imagens convencionais, 3 RVG e 3 imagens codificadas a cores de uma única amostra. Foi efectuado um total de 180 imagens convencionais, 180 imagens RVG e 180 imagens codificadas a cores. As lesões periapicais foram divididas em 3 subgrupos.

Subgrupo 1 - lesão periapical criada com broca #2 na área pré-molar

Subgrupo 2 - lesão periapical criada com a broca n.º 4 na zona dos pré-molares

Subgrupo 3 - lesão periapical criada com a broca #6 na zona dos pré-molares

Interpretação de imagens e procedimento de avaliação:

A avaliação das radiografias convencionais, das imagens RVG e das imagens codificadas a cores foi efectuada por 3 observadores, incluindo 1 endodontista e dois radiologistas orais. Os observadores tinham uma longa experiência na interpretação de radiografias periapicais. Foi-lhes pedido que avaliassem as alterações ósseas periapicais. Todas as imagens foram avaliadas por cada avaliador. Os observadores foram informados sobre qual a raiz a avaliar em cada imagem. Também foram informados que o mesmo dente poderia aparecer em mais de uma imagem, mas com estado periapical diferente. Foi pedido aos observadores que indicassem a sua certeza em relação a cada espécime do estudo, utilizando a seguinte escala de Lickert.

1- A lesão está definitivamente presente.

2- A lesão está provavelmente presente.

3- Não se sabe se a lesão está presente.

4- A lesão provavelmente não está presente.

5- A lesão não está definitivamente presente.

Condições de visualização das radiografias:

As radiografias convencionais foram numeradas e dispostas em folhas transparentes, examinadas numa sala com luz ténue, numa ordem aleatória, com uma caixa de visualização de luz padrão, numa sala tranquila com condições de iluminação ténue. Mais de uma semana depois, todas as imagens digitais e as imagens codificadas a cores foram avaliadas numa outra sessão. Os observadores visualizaram as imagens digitais e a cores na mesma sala com luz ténue, a uma distância observador-ecrã de aproximadamente 60 cm, num ecrã de um monitor Samsung com uma resolução de ecrã de 1366 x 768 pixels e uma profundidade de visualização de 32 bits a cores verdadeiras. Os avaliadores foram instruídos para não terem em conta a presença ou ausência da lâmina dura e concentrarem a sua atenção estritamente na presença ou ausência de uma radiolucência periapical.

De seguida, o observador avaliava a imagem digital original, ou seja, com o brilho e o contraste determinados pelos sinais do sensor CCD. As medições foram efectuadas nas imagens digitais e codificadas a cores através da utilização de um cursor acionado pelo rato, com uma precisão de 0,1 mm. As lesões foram medidas nas radiografias com uma precisão de 0,5 mm.

Análise estatística:

Os dados obtidos foram analisados com recurso ao Statistical Package for the Social Sciences (SPSS) para Windows (Chicago, IL). A fiabilidade interobservador para a medição das dimensões das lesões periapicais foi analisada através da análise de variância (ANOVA) para o código de cores, radiografia convencional e digital.

Foram utilizadas medidas Kappa, que é um índice que compara a concordância com o que poderia ser esperado por acaso. A concordância interobservadores no diagnóstico das lesões periapicais foi analisada utilizando a estatística kappa para o código de cores, a radiografia convencional e a radiografia digital. Foi utilizado o teste do qui-quadrado para determinar a significância entre a presença da lesão e o método de deteção. A precisão do diagnóstico para cada broca e modo de imagem foi calculada como as áreas sob as curvas das caraterísticas de funcionamento do recetor (ROC).

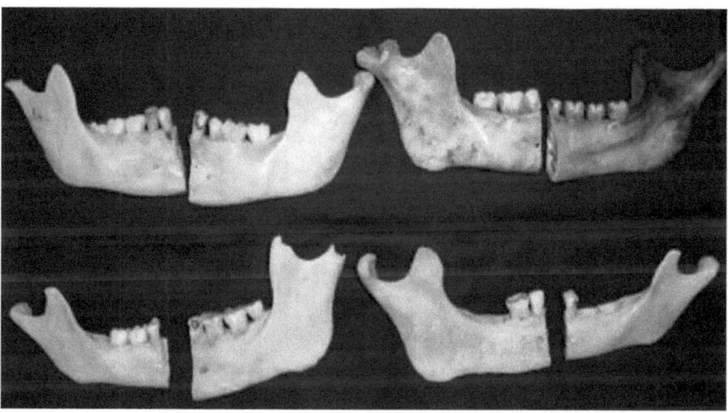

Figura: 1 Hemimandíbulas de cadáveres humanos

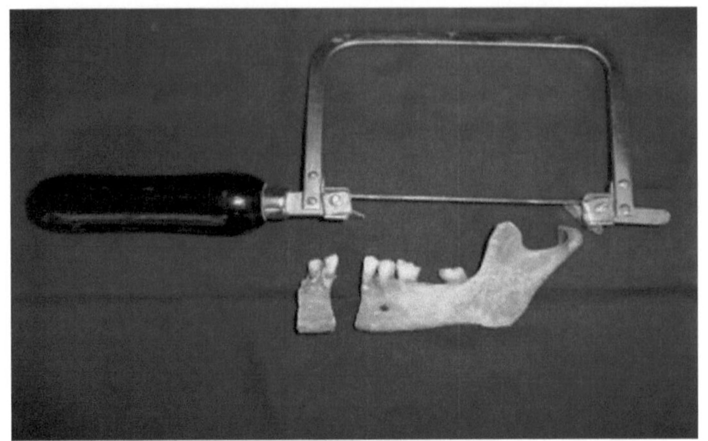

Figura: 2 Seccionamento das hemimandíbulas

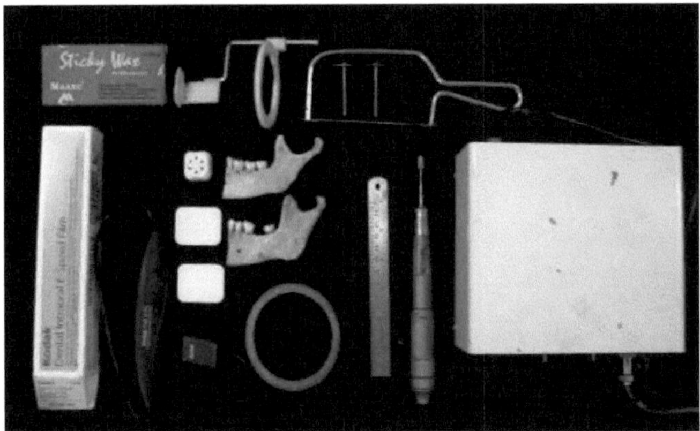

Figura: 3 Armamentarium

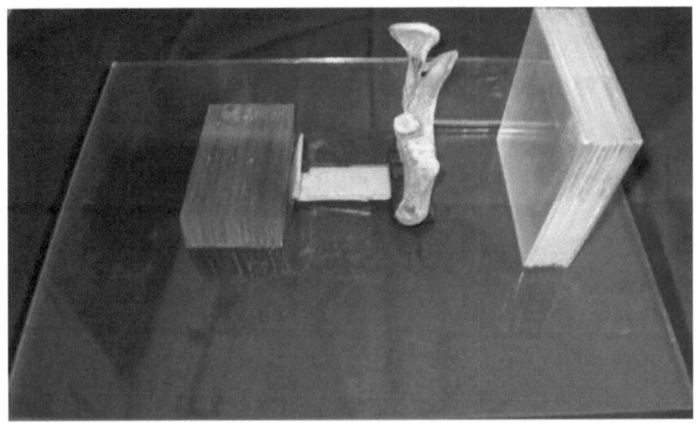

Figura 4: Plataforma de montagem para exame radiográfico

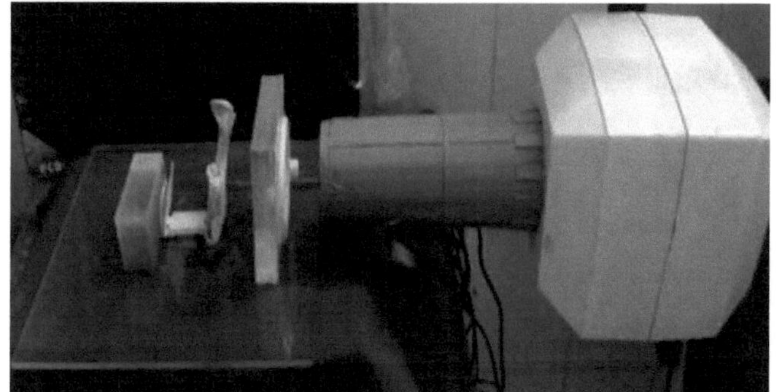

Figura 5: Aquisição de imagens

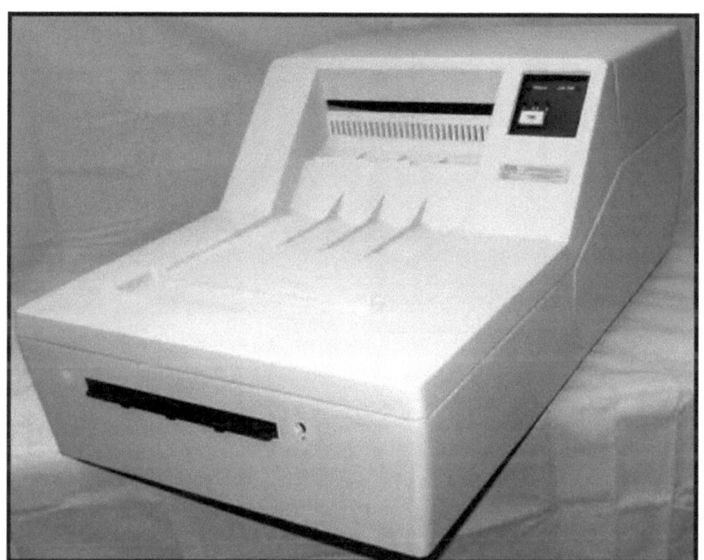

Figura 6: Processador automático para processamento de radiografias convencionais

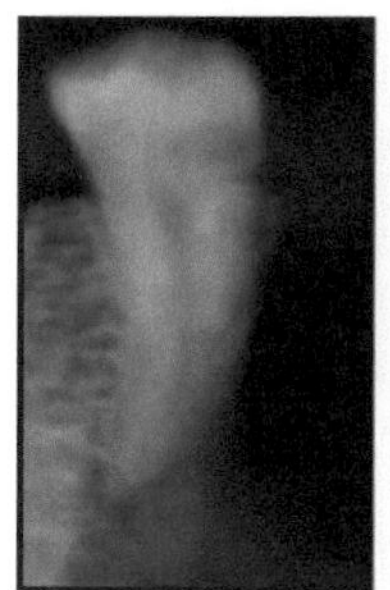
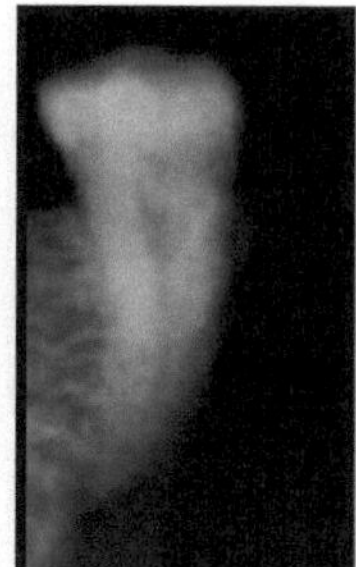
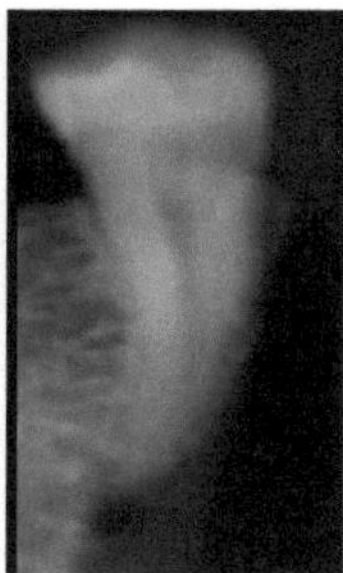

Figura 7: Lesões periapicais efectuadas com brocas de tamanho 2, 4 e 6 em radiografia convencional

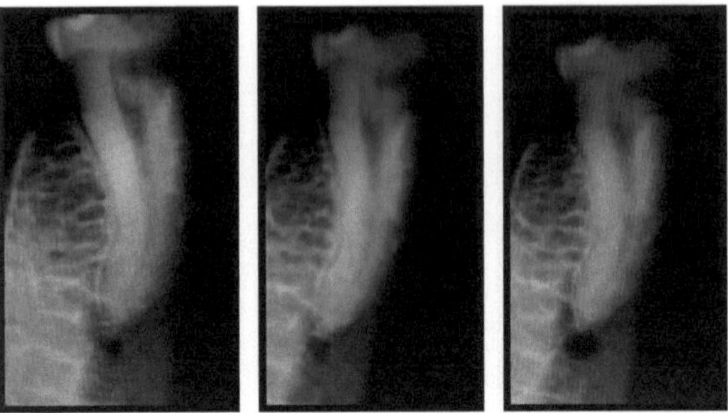

Figura 8: Lesões periapicais efectuadas com brocas de tamanho 2, 4 e 6 em radiografia digital

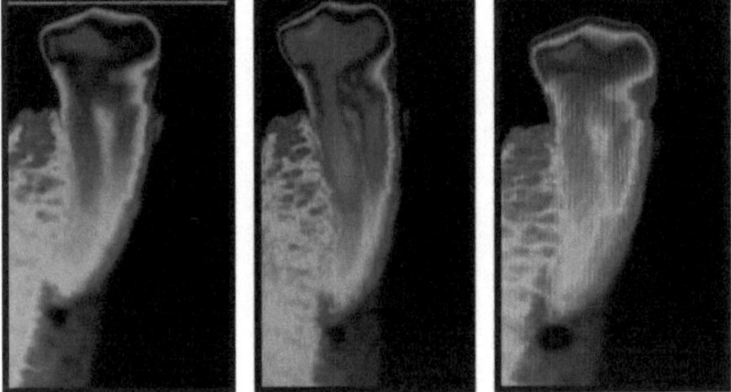

Figura 9: Lesões periapicais efectuadas com brocas de tamanho 2, 4 e 6 em código de cores

RESULTADOS:

O presente estudo foi realizado para estudar a exequibilidade e a precisão do diagnóstico de radiografias digitais codificadas a cores em termos de presença e tamanho da lesão e para comparar a precisão do diagnóstico de imagens digitais codificadas a cores com imagens digitais diretas e radiografias convencionais para lesões periapicais em 60 hemimandíbulas de cadáveres humanos secos feitas com brocas redondas de tamanho 2, 4 e 6. Todas as observações foram analisadas da seguinte forma através de análise estatística.

FIABILIDADE E CONCORDÂNCIA INTEROBSERVADORES:

Os nossos resultados mostraram que a percentagem de concordância entre os observadores para as lesões periapicais efectuadas com broca de tamanho 2 para a técnica convencional foi de 60% para a técnica convencional, 63% para a digital e 58% para o método de código de cores. (Tabela 1) (Gráfico 4)

A concordância percentual entre os observadores para lesões periapicais efectuadas com broca de tamanho 4 para a técnica convencional foi de 66% para a técnica convencional, 68% para a digital e 62% para o método de código de cores. (Tabela 1) (Gráfico 4)

A concordância percentual entre os observadores para as lesões periapicais efectuadas com broca de tamanho 6 para a técnica convencional foi de 72% para a técnica convencional, 73% para a digital e 65% para o método de código de cores. (Tabela 1) (Gráfico 4)

O kappa de Cohen mede a concordância entre as avaliações dos observadores quando estes observam o mesmo objeto. O valor de 1 indica uma concordância perfeita. Estes valores dão a medida kappa para determinar a fiabilidade interobservadores. Segundo Saunders et al., os valores de kappa superiores a 0,61 (bom ou muito bom) são considerados como um padrão elevado de concordância e um nível em que os dados podem ser aceites como sendo reprodutíveis. Nesta base, os nossos resultados são reprodutíveis, uma vez que o valor kappa é elevado, como se pode ver na tabela 1. O valor kappa para as lesões efectuadas com a broca 2 com o método convencional foi de 0,612, para o método digital foi de 0,657 seguido do método de código de cores que foi de 0,601. Para as lesões efectuadas com a broca de tamanho 4, os valores kappa foram os seguintes: método convencional (0,683), digital (0,702) e método de código de cores (0,633). Os nossos resultados mostraram valores kappa mais elevados para lesões efectuadas com broca de tamanho 6 convencional (0,789), digital (0,794) e método de código de cores (0,681) (Tabela 2, 3, 4).

Todos os três métodos mostram uma boa concordância entre os observadores, uma vez que o valor é superior a 0,61, exceto o método de codificação por cores, que mostra um valor kappa ligeiramente inferior para a broca de tamanho 2 (kappa 0,601) (Quadro 4).

BUR 2 LESÕES PERIAPICAIS:

Das 180 lesões periapicais interpretadas para a broca de tamanho 2, as lesões definitivamente presentes eram 48, das quais 27 foram detectadas com o método convencional, 14 com o método digital e 7 com o método de código de cores. Estes resultados mostram que existe uma associação significativa (P-Value <0,001) entre a presença de lesão (para broca de tamanho 2) e o método de deteção (Tabela 5, Gráfico 8). Verificou-se que o método convencional detecta um maior número de lesões interpretadas com broca de tamanho 2, seguido do método digital. O método de codificação de cores detecta o menor número de lesões periapicais.

BUR 4 LESÕES PERIAPICAIS:

Das 180 lesões periapicais interpretadas para a broca de tamanho 4, as lesões que estavam definitivamente presentes eram 63, das quais 27 foram detectadas com o método convencional, 27 com o método digital e 9 com o método de codificação de cores. Estes resultados mostram que existe uma associação significativa (P-Value <0,001) entre a presença de lesão (para broca de tamanho 4) e o método de deteção (Tabela 6, Gráfico 9). Verificou-se que os métodos convencional e digital detectam igualmente um maior número de lesões interpretadas com a broca de tamanho 4. O método de codificação de cores detecta o menor número de lesões periapicais.

BUR 6 LESÕES PERIAPICAIS:

Das 180 lesões periapicais interpretadas para a broca de tamanho 6, as lesões que estavam definitivamente presentes eram 113, das quais 42 foram detectadas com o método convencional, 48 com o método digital e 23 com o método de codificação de cores. Estes resultados mostram que existe uma associação significativa (P-Value <0,001) entre a presença de lesão (para broca de tamanho 6) e o método de deteção (Tabela 7, Gráfico 10). Verificou-se que o método digital detecta um maior número de lesões periapicais feitas com broca de tamanho 6, seguido do método convencional. Verificou-se que o método de código de cores detecta o menor número de lesões periapicais.

TAMANHO DA LESÃO

TAMANHO 2 BUR:

O tamanho médio das lesões periapicais interpretadas para tamanho 2 bur com radiografia convencional pelo observador 1 foi de 0,42 mm com desvio padrão de 0,24, pelo observador 2 foi de 0,41 mm com DP de 0,22 e pelo observador 3 foi de 0,44 mm com DP de 0,64. (Quadro 8, Gráfico 5)

O tamanho médio das lesões periapicais interpretadas com tamanho 2 bur com radiografia digital pelo observador 1 foi de 0,44 mm com um DP de 0,25, pelo observador 2 foi de 0,41 mm com um DP de

0,21 e de 0,42 mm com um DP de 0,24 para o observador 3. (Tabela 9, Gráfico 6)

O tamanho médio das lesões periapicais interpretadas com tamanho 2 bur com método de codificação de cores pelo observador 1 foi de 0,17 mm com um DP de 0,16, pelo observador 2 foi de 0,17 mm com um DP de 0,16 e 0,18 mm com um DP de 0,17 para o observador 3. (Tabela 10, Gráfico 7)

TAMANHO 4 BUR:

O tamanho médio das lesões periapicais interpretadas com tamanho 4 bur com radiografia convencional pelo observador 1 foi de 0,68 mm com desvio padrão de 0,34, pelo observador 2 foi de 0,70 mm com desvio padrão de 0,49 e pelo observador 3 foi de 0,67 mm com desvio padrão de 0,36. (Quadro 8, Gráfico 5)

O tamanho médio das lesões periapicais interpretadas com tamanho 4 bur com radiografia digital pelo observador 1 foi de 0,89 mm com um DP de 0,34, pelo observador 2 foi de 0,87 mm com um DP de 0,32 e de 0,89 mm com um DP de 0,41 para o observador 3. (Tabela 9, Gráfico 6)

O tamanho médio das lesões periapicais interpretadas com tamanho 4 bur com código de cores pelo observador 1 foi de 0,48 mm com um DP de 0,27, pelo observador 2 foi de 0,48 mm com um DP de 0,44 e de 0,50 mm com um DP de 0,32 para o observador 3. (Tabela 10, Gráfico 7)

TAMANHO 6 BUR:

O tamanho médio das lesões periapicais interpretadas com tamanho 6 bur com radiografia convencional pelo observador 1 foi de 1,52 mm com desvio padrão de 0,57, para o observador 2 foi de 1,52 mm com DP de 0,56 e para o observador 3 foi de 1,53 mm com DP de 0,58. (Quadro 8, Gráfico 5)

O tamanho médio das lesões periapicais interpretadas com tamanho 6 bur com radiografia digital pelo observador 1 foi de 1,73 mm com um DP de 0,45, pelo observador 2 foi de 1,73 mm com um DP de 0,40 e de 1,75 mm com um DP de 0,48 para o observador 3. (Tabela 9, Gráfico 6)

O tamanho médio das lesões periapicais interpretadas com tamanho 6 bur com código de cores pelo observador 1 foi de 0,86 mm com um DP de 0,56, pelo observador 2 foi de 0,85 mm com um DP de 0,64 e de 0,86 mm com um DP de 0,73 para o observador 3. (Tabela 10, Gráfico 7)

Estes resultados permitem inferir que a diferença no tamanho médio das lesões entre os três observadores não é estatisticamente significativa para todos os tamanhos de broca (2, 4 e 6).

Análise da caraterística de funcionamento do recetor (ROC):

A exatidão do diagnóstico foi também avaliada com a técnica de análise Receiver Operating Characteristic (ROC). O valor da probabilidade de exatidão foi medido pela curva ROC (Receiver Operating Characteristic Curve) e foi obtido utilizando o software SPSS (Appache Software

Foundation, E.U.A.). O valor P (A) é a área sob uma curva ROC em que os pontos que representam a fração de verdadeiros positivos (sensibilidade) e a fração de falsos positivos (1 especificidade) são representados em escalas de probabilidade linear. O valor Az representa a área sob um gráfico ROC retilíneo traçado numa escala binormal. (Tabela 11, Gráficos 1, 2 e 3) Mantendo as observações interpretadas com a técnica convencional como referência, os valores P (A) foram calculados para cada broca e para a técnica digital e de código de cores.

Tamanho da broca	Digital	Convencional	Código de cores
Bur 2	63%	60%	58%
Bur 4	68%	66%	62%
Bur 6	73%	72%	65%

Tabela 1: Tabela que mostra a concordância percentual entre os observadores para a detetabilidade de lesões periapicais com diferentes tamanhos de broca.

Convencional	Kappa
Bur 2	0.612
Bur 4	0.683
Bur 6	0.789

Tabela 2: Tabela que mostra os valores kappa na técnica convencional para diferentes tamanhos de broca.

Digital	Kappa
Bur 2	0.657
Bur 4	0.702
Bur 6	0.794

Tabela 3: Tabela que mostra os valores kappa na técnica digital para diferentes tamanhos de broca.

Código de cores	Kappa
Bur 2	0.601
Bur 4	0.633

Bur 6	0.681

Tabela 4: Tabela que mostra os valores kappa na técnica de código de cores para diferentes tamanhos de broca.

Bur 2	**Método**			**Total**	χ^2	**Valor P**
	Digital	**Convencional**	**Cor Codificação**			
Definitivamente presentc	14	27	7	48	44.445	<0.001*
Provavelmente presente	24	22	14	60		
Incerto	17	7	18	42		
Provavelmente não está presente	5	1	7	13		
Definitivamente não está presente	0	3	14	17		
Total	**60**	**60**	**60**	**180**		

Tabela 5: Tabela com a interpretação das lesões periapicais efectuadas com a broca 2 diagnosticadas com cada técnica.

Bur 4	**Método**			**Total**	χ^2	**Valor P**
	Digital	**Convencional**	**Código de cores**			
Definitivamente presente	27	27	9	63	28.149	<0.001*
Provavelmente presente	27	22	25	74		
Incerto	6	7	17	30		
Provavelmente não está presente	0	1	4	5		
Definitivamente não	0	3	5	8		

está presente						
Total	**60**	**60**	**60**	**180**		

Tabela 6: Tabela com a interpretação das lesões periapicais efectuadas com a broca 4 diagnosticadas com cada técnica:

Bur 6	**Método**			**Total**	χ^2	**Valor P**
	Digital	**Convencional**	**Código de cores**			
Definitivamente presente	48	42	23	113	26.280	0.001*
Provavelmente presente	8	11	21	40		
Incerto	3	4	7	14		
Provavelmente não está presente	0	2	5	7		
Definitivamente não está presente	1	1	4	6		
Total	**60**	**60**	**60**	**180**		

Tabela 7: Tabela com a interpretação das lesões periapicais efectuadas com a broca 4 diagnosticadas com cada técnica:

Convencional	**Observador**	**Observador 2**	**Observador 3**	**valor de p**
Bur 2	0,42mm±0,24	0,41mm±0,22	0,44mm±0,64	0.917
Bur 4	0,68mm±0,34	0,70mm±0,49	0,67mm±0,36	0.947
Bur 6	1,5 mm2±0,57	1,52mm±0,56	1,53mm±0,58	0.967

Tabela 8: Tabela que mostra o tamanho médio da lesão em milímetros com a técnica convencional.

Digital	**Observadorl**	**Observador 2**	**Observador 3**	**valor de p**
Bur 2	0,44mm±0,25	0,41mm±0,21	0,42mm±0,24	0.789
Bur 4	0,89mm±0,34	0,87mm±0,32	0,89mm±0,41	0.931

Bur 6	1,73mm±0,45	1,73mm±0,40	1,75mm±0,48	0.951

Tabela 9: Tabela que mostra o tamanho médio da lesão em milímetros com a técnica digital.

Código de cores	Observador1	Observador 2	Observador 3	valor de p
Bur 2	0,17mm±0,16	0,17mm±0,16	0,18mm±0,17	0.989
Bur 4	0,48mm±0,27	0,48 mm±0,44	0,50mm±0,32	0.896
Bur 6	0,86mm±0,56	0,85mm±0,64	0,86mm±0,73	0.981

Table 10: Tabela que mostra o tamanho médio da lesão em milímetros com a técnica de código de cores.

Tamanho da broca	Resultado do teste Variável(eis)	Área	Erro Std.	P(A)	Assintótica 95%Confiança Intervalo	
					Limite inferior	Limite superior
Bur 2	Digital	.609	.088	0.248	.437	.780
	Código de cores	.586	.076	0.360	.437	.735
Bur 4	Digital	.563	.087	0.506	.392	.733
	Código de cores	.554	.092	0.567	.374	.734
Bur 6	Digital	.576	.068	0.416	.408	.745
	Código de cores	.545	.088	0.631	.372	.718

Table 11: Tabela que mostra a área sob a curva caraterística de funcionamento do recetor.

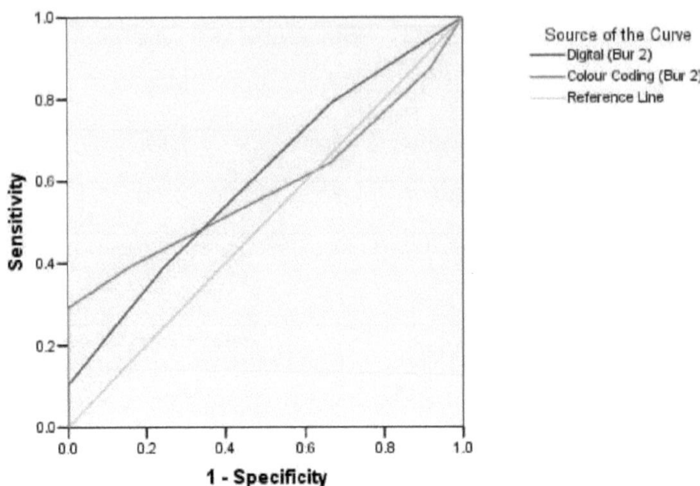

Gráfico 1: A área sob a curva mostra uma maior área com a técnica digital quando comparada com a técnica de codificação a cores, o que significa que o método digital é melhor do que a técnica de codificação a cores para diagnosticar lesões periapicais efectuadas com brocas de tamanho 2.

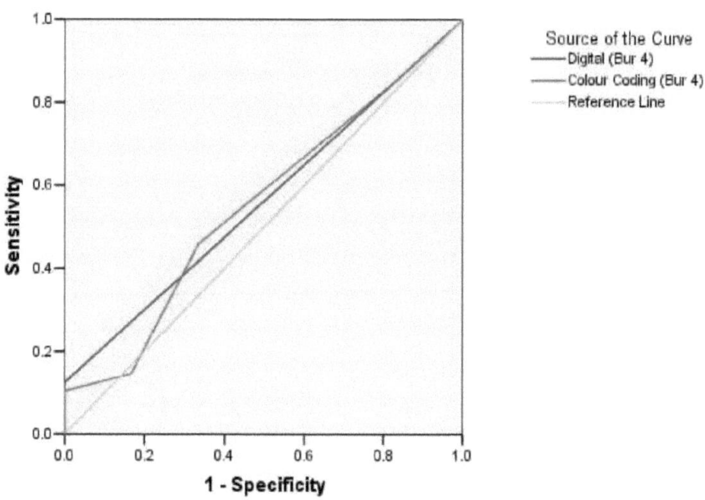

Gráfico 2: A área sob a curva mostra uma maior área com a técnica digital quando comparada com a técnica de codificação a cores, o que significa que o método digital é melhor do que a técnica de codificação a cores para diagnosticar lesões periapicais efectuadas com brocas de tamanho 4.

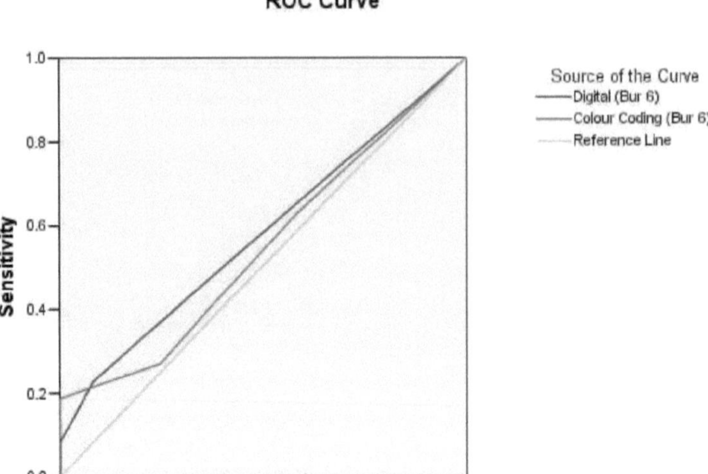

Gráfico 3: A área sob a curva mostra uma maior área com a técnica digital quando comparada com a técnica de codificação a cores, o que significa que o método digital é melhor do que a técnica de codificação a cores para diagnosticar lesões periapicais efectuadas com brocas de tamanho 6.

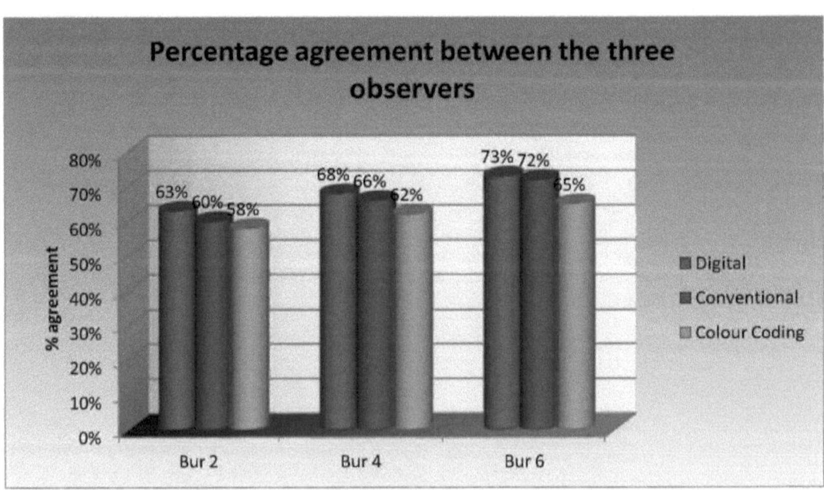

Gráfico 4: Percentagem de concordância entre os observadores para a detetabilidade de lesões periapicais com diferentes tamanhos de broca.

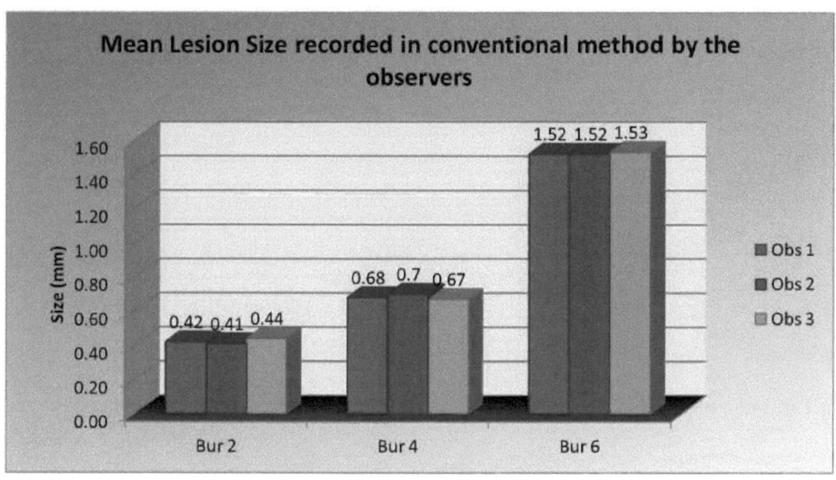

Gráfico 5: Tamanho médio da lesão registado pelos observadores (em mm) por radiografia convencional

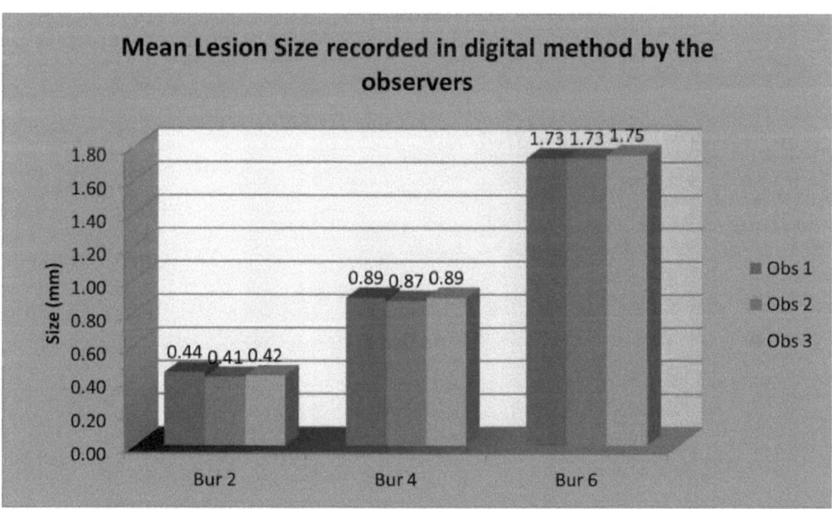

Gráfico 6: Tamanho médio da lesão registado pelos observadores (em mm) por radiografia digital.

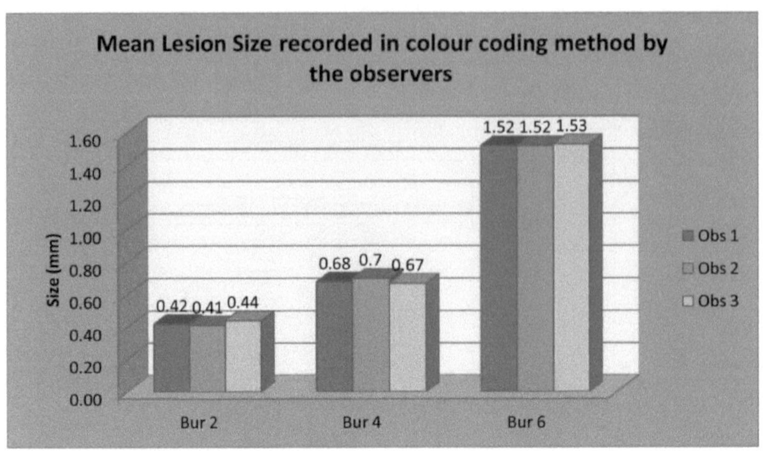

Gráfico 7: Tamanho médio da lesão registado pelos observadores (em mm) por código de cores.

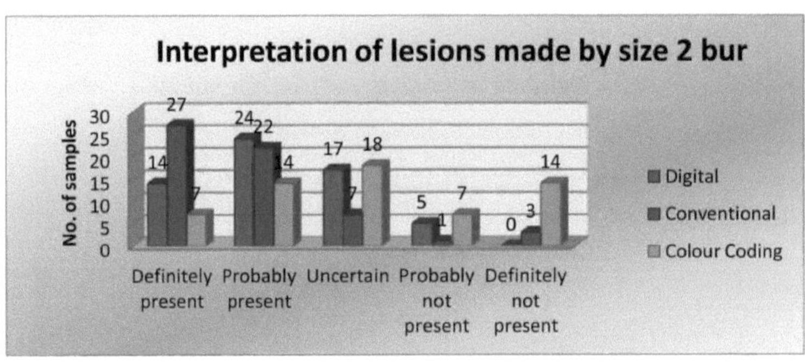

Gráfico 8: Interpretação das lesões efectuadas com a broca de tamanho 2

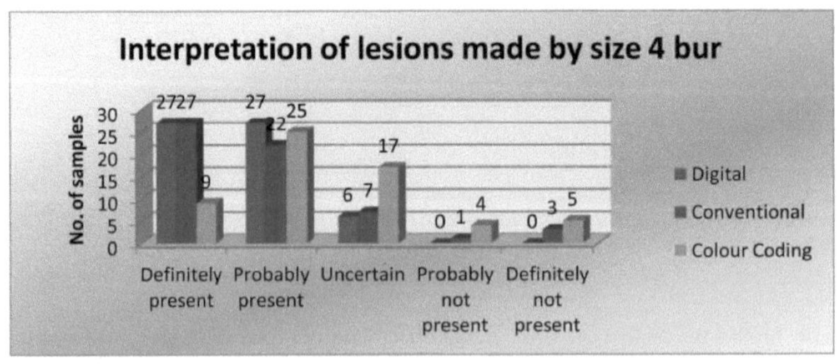

Gráfico 9: Interpretação das lesões efectuadas com broca de tamanho 4.

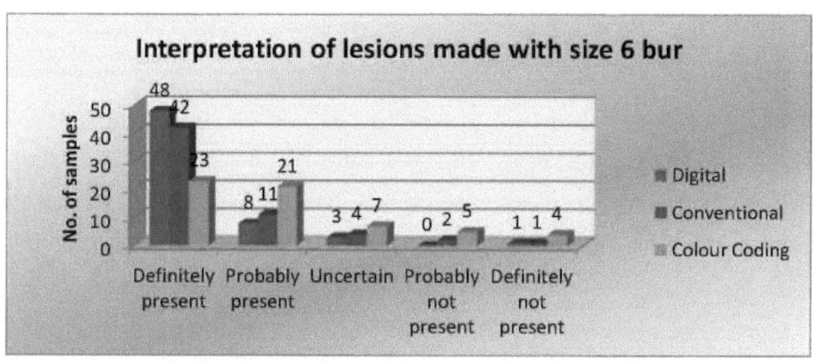

Gráfico 10: Interpretação das lesões efectuadas com broca de tamanho 6.

DISCUSSÃO:

O presente estudo foi realizado para estudar a exequibilidade e a precisão do diagnóstico de radiografias digitais codificadas a cores em termos de presença e tamanho da lesão e para comparar a precisão do diagnóstico de imagens digitais codificadas a cores com imagens digitais diretas e radiografias convencionais para lesões periapicais. A forma mais fiável de avaliar o resultado de um novo método de imagiologia é comparar a sua capacidade de revelar alterações patológicas com o verdadeiro estado do objeto. No entanto, num estudo clínico, isto é, na maioria das vezes, impossível por razões éticas. Mesmo que a presença de doença possa ser verificada através de um exame cirúrgico e histológico, não se justifica o exame dos locais com achados radiográficos negativos. Uma vez que as lesões ósseas periapicais são difíceis de simular, os estudos clínicos continuam a ser importantes para a avaliação de novas técnicas de imagiologia. Outra forma de avaliar clinicamente o resultado de um novo método imagiológico é comparar a sua capacidade de detetar alterações ósseas com um padrão de referência. No presente estudo, esse padrão consistiu nas leituras apresentadas por observadores especialistas e nos resultados obtidos com o método de imagem convencional.[36]

As variações associadas à leitura e interpretação de imagens radiográficas são um fator que contribui para a precisão do diagnóstico na identificação de lesões ósseas. Van der Stelt descreveu várias deficiências que afectam a interpretação das imagens, incluindo as limitações do olho humano, as ilusões ópticas, o processamento cognitivo da informação visual e o enviesamento que pode ocorrer devido a expectativas ou conhecimentos prévios. Estes factores podem levar a que as imagens sejam mal interpretadas. Por muito que se faça um esforço para aleatorizar as imagens apresentadas, há uma certa aprendizagem que ocorre durante as observações; como resultado, uma imagem pode ser retida na memória do observador e comparada com imagens que são vistas posteriormente. No entanto, a aprendizagem que ocorre pode não ser necessariamente um fator significativo que afecte os resultados globais, porque é provável que ocorra entre todos os observadores como resultado da natureza do processo.[1]

No nosso estudo, a concordância interobservadores variou entre 60% e 72%, para o método convencional, 63% e 72% para o método digital e 58% e 65% para o método de codificação a cores, o que revela uma boa concordância interobservadores. Os nossos resultados foram semelhantes aos de Mistak et al, que obtiveram uma elevada concordância interobservadores de 79%. Tirell et al[33] encontraram uma concordância interobservador muito elevada de 85,6%, porque incluíram lesões periapicais pequenas e grandes de diferentes tamanhos, que eram muito fáceis de detetar pelos observadores com qualquer técnica. Saunders et al[61] , em contraste com os nossos resultados, verificaram que a concordância interobservadores era fraca na RC, apesar das estratégias que tentavam melhorar a reprodutibilidade, como a calibração dos observadores, critérios rigorosos e índices de pontuação.

Foram avaliadas as medidas kappa de Cohen, que fornecem os valores de concordância entre as avaliações de dois observadores ao avaliarem o mesmo objeto. De acordo com Saunders et al[61] , os valores kappa superiores a 0,61 (bom ou muito bom) são considerados como um elevado padrão de concordância e um nível em que os dados podem ser aceites como sendo reprodutíveis. Os nossos resultados também mostram valores kappa superiores a 0,61 para as observações efectuadas pelos três observadores em imagens convencionais, digitais e codificadas a cores, o que sugere uma elevada concordância intra-observador entre todos os observadores.

A fiabilidade interobservador calculada por kappa mostra uma maior concordância interobservador através da DDR em comparação com a RC e menos na codificação a cores. É um facto bem conhecido que a aprendizagem perceptiva tem um grande impacto na extração de informações de qualquer tipo de imagens e a diminuição da concordância na codificação a cores pode dever-se ao facto de as radiografias codificadas a cores poderem diminuir, em certa medida, o limiar de perceção dos observadores.[7]

De acordo com os estudos de Yokota et al (1994) e Tirell et al (1995), a RVG supera a radiografia convencional no diagnóstico de lesões periapicais iniciais.[32, 33] Isto contrasta com o nosso estudo, onde verificámos que, de 180 lesões periapicais interpretadas com broca de tamanho 2, 48 lesões estavam definitivamente presentes, das quais 27 foram detectadas com o método convencional, 14 com o método digital e 7 com o método de codificação de cores. Estes resultados mostram que existe uma associação significativa (valor P <0,001) entre a presença de lesão (para broca de tamanho 2) e o método de deteção. Verificou-se que o método convencional detecta um maior número de lesões interpretadas com broca de tamanho 2, seguido do método digital. Verificou-se que o método de codificação por cores detecta o menor número de casos com lesão. Estes resultados foram semelhantes aos resultados de um estudo realizado por Kullendorf B et al (1997) e Wallace et al (2001), que afirmaram que a radiografia convencional teve um desempenho ligeiramente melhor na deteção de lesões ósseas periapicais do que a radiografia digital e que o processamento de imagens não melhorou o desempenho do observador.[36, 46] No entanto, foi encontrado um número semelhante de lesões definitivamente diagnosticadas com radiografia convencional e digital quando o tamanho da lesão foi interpretado com broca de tamanho 4. O método de codificação por cores para a broca de tamanho 4 foi o que detectou o menor número de casos com lesão. Os nossos resultados foram semelhantes aos dos estudos realizados por Tirell et al (1996), Barbat J et al (1998) e Sullivan J E et al (2000), que concluíram que a qualidade das imagens digitais diretas era comparável à da película de velocidade E para a deteção de lesões ósseas periapicais e que a radiografia digital não melhorou a precisão geral do diagnóstico de lesões periapicais, não tendo havido diferenças significativas com as várias definições de realce RVG utilizadas.[33, 40, 41]

Para as lesões periapicais interpretadas com broca de tamanho 6, o método digital detectou um maior número de lesões periapicais do que o método convencional e o menor número de lesões foi detectado com o método de codificação por cores, o que está de acordo com outros estudos.[32, 33]

As lesões interpretadas com brocas de maior tamanho (tamanho 6) foram detectadas com maior precisão do que as lesões interpretadas com brocas mais pequenas (tamanho 2 e tamanho 4). Isto sugere que é necessário um maior volume de destruição óssea para a perceção da radiolucência periapical. Com o aumento do tamanho da broca, as lesões foram melhor detectadas e a concordância entre os observadores também aumentou, o que pode ser atribuído, obviamente, ao aumento do tamanho das lesões periapicais.

No presente estudo, foi efectuada a comparação das medições registadas por três observadores utilizando o método convencional, digital e de codificação a cores, não tendo sido observada qualquer diferença estatisticamente significativa entre os três observadores na determinação do tamanho médio da lesão para todos os tamanhos de broca. O tamanho médio da lesão registado com a broca 2 para a radiografia convencional e digital foi de 0,42 mm e de 0,17 mm para o método de código de cores. Para as lesões com a broca 4, o tamanho médio da lesão registado na radiografia convencional foi de 0,68 mm, 0,88 mm para a radiografia digital e 0,48 mm para o método de código de cores. Para as lesões periapicais efectuadas com brocas de tamanho 6, o tamanho médio da lesão foi de 1,52 mm para a radiografia convencional, 1,73 mm para a digital e 0,86 mm para o método de codificação a cores. Os nossos resultados mostraram que o código de cores foi menos preciso na determinação do tamanho das lesões efectuadas com os diferentes tamanhos de broca. Uma possível explicação pode ser o facto de a perceção em radiografias codificadas a cores poder ser subestimada devido ao facto de os observadores estarem habituados a ver radiografias convencionais em escala de cinzentos, mas não terem tido formação prévia na visualização de radiografias codificadas a cores. A aprendizagem perceptiva é um processo de treino a longo prazo, e pode ser possível que, após o treino, a perceção seja melhorada para as radiografias codificadas a cores.

A precisão do diagnóstico foi avaliada com a técnica de análise das caraterísticas de funcionamento do recetor (ROC). O gráfico gerado pela curva ROC calcula os valores de P (A) para cada broca e para cada técnica e a média de todos os valores de P (A), que serve como o valor da precisão de cada técnica no diagnóstico da lesão periapical. Os nossos resultados corroboram um estudo in vivo realizado por Kullendorf et al. onde a curva ROC foi utilizada para verificar a exatidão do diagnóstico das diferentes técnicas. No presente estudo, a área sob a curva foi maior para a técnica digital do que para o método de codificação a cores, o que infere que a precisão de diagnóstico da radiografia digital e convencional é melhor do que a do método de codificação a cores.

Os resultados do nosso estudo mostram que a radiografia convencional superou a RVG para as lesões periapicais efectuadas com broca de tamanho 2. Observações semelhantes foram feitas por Dagenais e Clark[65] , que concluíram que os observadores mostraram maior sucesso na deteção de pequenas perfurações simulando cáries do esmalte com imagens de filme do que com a técnica RVG. No entanto, os nossos resultados não mostraram diferenças significativas entre o sistema Kodak RVG 5100 DDR e a película convencional no diagnóstico de lesões periapicais efectuadas com brocas de tamanho 4 e 6. Desempenho semelhante foi relatado por Hintze et al[63] , quando compararam a precisão de filmes convencionais e DDR com a do sistema Visualix e do RVG para a avaliação de cáries dentinárias em dentes extraídos, e por Furkart et al[64] , quando compararam filmes convencionais com Sens-A-Ray para lesões ósseas periodontais simuladas. Vários factores podem explicar os diferentes resultados das comparações entre a técnica convencional, a técnica DDR e o código de cores. Uma razão factual pode ser o facto de os observadores estarem bem treinados na interpretação de radiografias convencionais.

Os resultados do presente estudo corroboram os estudos anteriores de Holtzmann et al[66] , Mistak et al[38] , e Susan et al[1] em que não foram encontradas diferenças na precisão do diagnóstico entre as técnicas CR e DDR no diagnóstico de lesões periapicais. Em muitos estudos anteriores, foram efectuadas técnicas de melhoria da imagem para melhorar a precisão do diagnóstico. As conclusões destes estudos não são uniformes, antes estão divididas. No nosso estudo, a codificação a cores da radiografia digital foi utilizada como um recurso de melhoria que se revelou menos exato em termos de diagnóstico. Isto pode dever-se ao facto de se poder encontrar uma codificação de cores de radiografias que parece altamente arbitrária no que diz respeito à ordenação da tonalidade e demasiado exagerada no que diz respeito ao brilho e à saturação das cores, para que a avaliação seja satisfatória. Nestes casos, o código de cores não melhora a legibilidade da informação radiográfica. Uma vez que a escala de cinzentos é aceite na interpretação e tem funcionado bem até agora, o código de cores deve ser utilizado para enfatizar e melhorar a interpretação, em vez de subjugar a utilidade das imagens em escala de cinzentos.[7]

Resultados semelhantes foram apresentados por Kullendorff et al (1997), que relataram a deterioração da precisão do diagnóstico através do melhoramento da imagem digital.[36] Gang et al (2007) descobriram que as radiografias digitais codificadas por cores não proporcionavam uma precisão mais favorável na avaliação dos níveis ósseos marginais.[6] Em contrapartida, vários estudos demonstraram que a melhoria do contraste digital e a filtragem podem aumentar a precisão do diagnóstico.[62] Shi et al (2004) demonstraram que a informação nas radiografias codificadas a cores era pelo menos tão boa como a das radiografias a preto e branco. De facto, na gama de exposição mais baixa, as radiografias com código de cores apresentavam uma melhor perceção do que as radiografias convencionais.[43]

Uma limitação do nosso estudo foi o facto de as imagens radiográficas terem sido visualizadas e avaliadas numa caixa de visualização e as imagens digitais terem sido visualizadas num monitor de computador, sendo óbvio o tipo de imagem que estava a ser visualizada. Este facto pode ser responsável por um potencial enviesamento que um observador possa ter em relação a um tipo de técnica de imagem em detrimento de outra. Poder-se-ia supor que a visualização digital tem uma vantagem devido à sua maior escala. No entanto, isto não é necessariamente verdade; a capacidade de resolução do monitor determinará o número de pixéis e valores de cinzento apresentados na imagem digital. [18] Além disso, o ruído (a parte da imagem que não fornece informações de diagnóstico) é mais evidente nas imagens digitais devido ao aumento do tamanho da imagem e à maior sensibilidade do sensor à radiação.[1]

A melhoria da qualidade da imagem através da manipulação da imagem e da análise automatizada de imagens digitais pode contribuir para um melhor radiodiagnóstico. A imagiologia digital direta é uma técnica eficiente, em termos de diagnóstico. A codificação a cores da radiografia digital era viável, mas menos precisa. No entanto, esta técnica de imagiologia, como qualquer outra, precisa de ser estudada continuamente, com ênfase na segurança dos doentes e na qualidade de diagnóstico das imagens. Uma vez que a escala de cinzentos tem funcionado bem em radiografia durante um longo período de tempo, não é intenção que a escala de cores sugerida seja utilizada para substituir a escala de cinzentos no trabalho radiográfico normal. Em vez disso, a escala de cores pode ser utilizada como uma abordagem para melhorar a informação radiográfica para determinados fins de diagnóstico. São necessários mais estudos que incidam sobre a aplicação deste método de codificação por cores em diferentes tarefas de diagnóstico.

CONCLUSÃO:

O presente estudo foi realizado para estudar a viabilidade e a precisão do diagnóstico de radiografias digitais codificadas a cores em termos de presença e tamanho da lesão e para comparar a precisão do diagnóstico de imagens digitais codificadas a cores com imagens digitais diretas e radiografias convencionais para lesões periapicais. Os resultados do nosso estudo concluem que.

1. Verificou-se uma boa concordância interobservador para os 3 observadores relativamente ao tamanho das brocas e ao método de deteção. Não se registou uma diferença significativa entre o tamanho da lesão e o método de deteção entre os observadores

2. A imagiologia digital direta é uma técnica eficiente, em termos de diagnóstico, e não é superior às radiografias em película na deteção inicial de lesões ósseas periapicais.

3. A codificação a cores da radiografia digital foi viável, mas menos exacta. No entanto, esta técnica de imagiologia, como qualquer outra, precisa de ser estudada continuamente, com ênfase na segurança dos doentes e na qualidade diagnóstica das imagens.

Para radiografias com densidade reduzida, os procedimentos de melhoramento da imagem, como a codificação por cores, podem melhorar a deteção de lesões periapicais. Por conseguinte, poderá valer a pena realizar mais estudos para determinar a precisão de diagnóstico relativa destes procedimentos de melhoria em imagens digitais de várias qualidades no que diz respeito à deteção de lesões periapicais.

RESUMO:

O presente estudo foi realizado para estudar a exequibilidade e a precisão do diagnóstico de radiografias digitais codificadas a cores em termos de presença e tamanho da lesão e para comparar a precisão do diagnóstico de imagens digitais codificadas a cores com imagens digitais diretas e radiografias convencionais para lesões periapicais. Este estudo incluiu 60 hemimandíbulas de cadáveres humanos secos sem patologia periapical. Foram efectuadas lesões periapicais artificiais no periápice de 1st e 2nd dentes pré-molares com brocas de tamanho 2, 4 e 6 em sucessão e foram radiografadas com radiografia convencional e digital. As imagens digitais foram codificadas por cores e apresentadas a três observadores para avaliação e interpretação das lesões periapicais de acordo com a escala de Lickert. O valor da probabilidade de exatidão foi medido pela Curva Caraterística de Operação do Recetor.

A DDR é vantajosa em relação à radiografia convencional, uma vez que elimina as câmaras escuras e os processadores e diminui consideravelmente o tempo entre a exposição e a interpretação da imagem. Estes factores tornam a radiografia digital preferível em comparação com a RC, mas a RC superou a radiografia digital no diagnóstico de lesões periapicais feitas com a broca de tamanho 2 mais pequena, mas ambas foram igualmente diagnósticas para os tamanhos de broca maiores. A codificação a cores da radiografia digital foi considerada viável, mas menos exacta e menos diagnóstica das três modalidades de interpretação.

Os resultados do nosso estudo mostraram que existia uma boa concordância interobservador entre os observadores, uma vez que o valor kappa foi superior a 0,61 para todos os métodos de deteção e tamanhos de broca. A radiografia convencional superou a radiografia digital na deteção de lesões periapicais feitas com broca de tamanho 2, no entanto, ambas foram igualmente diagnósticas na deteção de lesões feitas com broca de tamanho 4 e 6. A codificação a cores da radiografia digital foi o método menos diagnóstico, uma vez que detectou o menor número de lesões. Não houve diferença significativa entre os observadores relativamente ao tamanho das lesões, independentemente dos métodos de interpretação utilizados, mas o tamanho médio das lesões foi menor na codificação a cores para todos os tipos de brocas. Estes valores mostram que o método de codificação a cores não era fiável e era menos preciso do que a radiografia convencional e digital na interpretação das lesões periapicais.

BIBLIOGRAFIA:

1. Paurazas SB, Geist JR, Pink FE, Hoen MM, Steiman HR. Comparação da precisão do diagnóstico de imagens digitais utilizando sensores CCD e CMOS-APS com película E-speed na deteção de lesões ósseas periapicais. *Oral Surg Oral Med Oral Pathol Oral Radiol Endod* 2000; 89: 356-62.

2. Scarfe WC, Czerniejewski VJ, Farman AG, Avant SL, Molteni R. Precisão e fiabilidade in vivo de melhorias de imagens codificadas por cores para a avaliação das dimensões da ***lesão*** perirradicular. *Oral Surg Oral Med Oral Pathol Oral Radiol Endod* 1999; 88: 603-11.

3. Sogur E, Baksi BG, Grondahl HG, Lomcali G, Sen BH. Detetabilidade de lesões periapicais induzidas quimicamente por tomografia computorizada de feixe cónico limitado, radiografia digital intra-oral e radiografia de película convencional. *Dentomaxillofac Radiol* 2009; 38: 458-64.

4. White SC, Pharaoh MJ. Princípios e Interpretação de Radiologia Oral. 5th ed. St.Louis: Mosby; 2004: 225-44.

5. Nomoto R, Mishima A, Kobayashi K, Mc Cabe JF, Darvell BW, Watts DC, Momoi Y, Hirano S. Determinação quantitativa da radio-opacidade: Equivalência dos sistemas de raios X digitais e de película. *Dent Mater.* 2008; 24: 141-7.

6. Li G, Engstrom PE, Welander U. Exatidão da medição do nível ósseo marginal em radiografias digitais com e sem código de cores. *Ata Odontol Scand* 2007; 65: 254-8.

7. Shi XQ, Sallstrom P, Welander U. Um método de codificação por cores para imagens radiográficas. *Image and Vision Computing* 2002; 20: 761-7.

8. Bender IB. Factores que influenciam o aspeto radiográfico das lesões ósseas. *J Endod* 1997; 23: 514.

9. Goaz PN, White SC : Radiologia Oral: Princípios e interpretação. C.V. Mosby Co., 2nd edition.

381-405: 1987.

10. Gwinnet AJ. Uma comparação de lesões cariosas proximais determinadas por radiografia clínica, micrografia de contacto e microscopia de luz. *J Am Dent Assoc* 1971; 83: 1078-80.

11. Thunthy KH, Weinberg R. Comparação sensitométrica das películas dentárias Kodak Ektaspeed plus, Ektaspeed e Ultraspeed. *Oral Surg Oral Med Oral Pathol Oral Radiol Endod* 1995; 79: 114-6.

12. Tjelmeland EM, Moore W S, Hermesch CB, Buikema DJ. Uma comparação da curva de percetibilidade das películas Ultra-speed e Ektaspeed Plus. *Oral Surg Oral Med Oral Pathol Oral Radiol Endod* 1998; 85: 485-8.

13. Tenente Gary D. Matt DC, USNR, Capitão Scott B. McClanahan DC. Imagiologia dentária -

avanços na radiografia convencional e digital. *Atualização clínica* 2003; 25: 7-10.

14. Mouyen F, Benz C, Sonnabend E, Jean Philippe, Lodter JP. Apresentação e avaliação física da RadioVisioGrafia. *Oral Surg Oral Med Oral Pathol Oral Radiol Endod* 1989; 68: 238-42.

15. Frederiksen NL. Técnicas radiográficas especializadas In: White SC, Pharoah MJ, editores. Oral Radiology Principles and Interpretation, 4 Ed. St. Louis: Mosby; 2000. p. 217-40.

16. Miles DA, Vandis ML, Jensen CW, Ferretti AB. Digital imaging. In: Radiographic imaging for dental auxiliaries (Imagens radiográficas para auxiliares dentários). 3 ed. Philadelphia: W.B. Saunders Company; 1999. p. 149-63.

17. Parks ET, Williamson GF. Radiografia digital: Uma visão geral. *J Contemn Dent Pract* 2002; 3: 2339.

18. Dunn SM, Kantor ML. Radiologia digital. Factos e Ficções. *J Am Dent Assoc* 1993; 124: 39-47.

19. Benz C, Mouyen F. Avaliação da qualidade de imagem do novo sistema de radiovisiografia. *Oral Surg Oral Med Oral Pathol Oral Radiol Endod* 1991; 72: 627-31.

20. Shearer AC, Horner K, Wilson NHF. Radiovisiografia para imagiologia de canais radiculares: uma comparação in vitro com a radiografia convencional. *Quintessence Int* 1990; 21: 789-94.

21. Sanderink GC, Miles DA. Detectores intra-orais. CCD, CMOS, TFT e outros dispositivos. *Dent Clin North Am* 2000; 44: 249-55.

22. Ludlow JB, Mol A. Digital imaging. In: White SC, Pharaoh MJ, editores. Princípios e Interpretação de Radiologia Oral. 5th ed. St. Louis: Mosby; 2004.p 225-44.

23. VanDer Stelt P F. Principles of Digital imaging (Princípios da imagem digital). In: Miles DA. Applications of Digital imaging modalities for dentistry (Aplicações de modalidades de imagiologia digital para medicina dentária). *Dent Clin North Am* 2000; 44: 237-48.

24. Miles DA. Imagiologia utilizando detectores de estado sólido. Em: Miles AD, Vandis ML, editores. Advances in Dental lmaging (Avanços na imagiologia dentária). *Dent Clin North Am* 1993; 37: 531- 40.

25. Scarfe WC, Farman AG, Kelly MS. Flash Dent: Um sistema radiográfico digital direto intra-oral alternativo baseado em dispositivo de carga acoplada/cintilador. *Dentomaxilofac Radiol* 1994; 23: 11-17.

26. Nelvig P, Wing K, Welander U. Sens-A-Ray. Um novo sistema para radiografia intra-oral digital direta. *Oral Surg Oral Med Oral Pathol Oral Radiol Endod* 1992; 74: 818-23.

27. Welander U, Nelvig P. McDavid WD. Dove B. Morner A, Cederlund T. Propriedades técnicas

básicas de um sistema. *Oral Surg Oral Med Oral Pathol Oral Radiol Endod* 1993; 75: 506-16.

28. Hildebolt CF, Couture RA, Whiting BR. Radiografia dentária com fósforo fotoestimulável. In: Miles DA, editor. Applications of Digital Imaging Modalities for Dentistry (Aplicações de modalidades de imagiologia digital para medicina dentária). *Dent Clin North Am.* 2000; 44: 273-98.

29. Grondahl HG. A radiologia digital no diagnóstico dentário: uma visão crítica. *Dentomaxilofac Radiol.* 1992; 21: 198-202.

30. Wenzel A. Radiografia digital e diagnóstico de cáries. *Dentomaxilofac Radiol.* 1998; 27: 3-11.

31. Nicopoulou-Karayianni K, Bragger U, Burgin W, Nielsen PM, Lang NP. Diagnóstico de alterações ósseas alveolares com imagens de subtração digital e radiografias convencionais. Um estudo in vitro. *Oral Surg Oral Med Oral Pathol Oral Radiol Endod* 1991; 72: 251.

32. Yokota ET, Miles DA, Newton CW, Brown CE Jr. Interpretação de lesões periapicais usando RadioVisioGraphy. *J Endod* 1994; 20: 490-4.

33. Tirell BC, Miles DA, Brown CE Jr., Legan JJ. Legan JJ. Interpretação de lesões criadas quimicamente utilizando imagens digitais diretas. *J Endod* 1996; 22: 74-8.

34. Kullendorf B, Nilsson M, Rohlin M. Precisão de diagnóstico da radiografia dentária digital direta para a deteção de lesões ósseas periapicais: comparação global entre a radiografia convencional e a radiografia digital direta. *Oral Surg Oral Med Oral Pathol Oral Radiol Endod* 1996; 82: 344-50.

35. Kullendorff B, Nilsson M. Precisão de diagnóstico da radiografia dentária digital direta para a deteção de lesões ósseas periapicais II. Efeitos na exatidão do diagnóstico após a aplicação do processamento de imagens. *Oral Surg Oral Med Oral Pathol Oral Radiol Endod* 1996; 82: 585-9.

36. Kullendorff B, Petersson K, Rohlin M. Radiografia digital direta para a deteção de lesões ósseas periapicais: um estudo clínico. *Endodent Traumatol* 1997; 13: 183-9.

37. Farman AG, Avant SL, Scarfe WC, Farman TT, Green DB. Comparação in vivo do Visualix-2 e do Ektaspeed Plus na avaliação das dimensões da lesão perirradicular. *Oral Surg Oral Med Oral Pathol Oral Radiol Endod* 1998; 85: 203-9.

38. Mistak EJ, Loushine RJ, Primack PD, West LA, Runyan DA. Interpretação de lesões periapicais comparando imagens radiográficas convencionais, digitais diretas e transmitidas por telefone. *J Endod* 1998; 24: 262-6

39. Versteeg CH, Sanderink GC, Van Ginkel FC, Van Der Stelt PF. Uma avaliação da radiografia periapical com um dispositivo de carga acoplada. *Dentomaxilofac Radiol* 1998; 27: 97-101.

40. Barbat J, Messer H. Detetabilidade de lesões periapicais artificiais utilizando radiografia digital

direta e convencional. *J Endod* 1998; 24: 837-42.

41. Sullivan JE Jr, Di Fiore PM, Koerber A. Radiovisiografia na deteção de lesões periapicais. *J Endod* 2000; 26: 32-5.

42. Versteeg CH, Sanderink GC, Vanderstelt PF. Eficácia da radiografia intra-oral digital na medicina dentária clínica. *J Dent* 1997; 25: 215-24.

43. Shi X Q, Li G, Yoshiura K, Welander U. Teste da curva de percetibilidade para radiografias convencionais e com código de cores. *Dentomaxilofac Radiol* 2004; 33: 318-22.

44. Bohay, Richard N. A sensibilidade, especificidade e fiabilidade do diagnóstico radiográfico periapical de dentes posteriores. *Oral Surg Oral Med Oral Pathol Oral Radiol Endod* 2000; 89: 639-42.

45. Ludlow J, Mol A. Desempenho do recetor de imagem: Uma comparação do sensor Trophy RVG UI e da película Kodak Ektaspeed Plus. *Oral Surg Oral Med Oral Pathol Oral Radiol Endod* 2001; 91: 109-19.

46. Wallace JA, Nair MK, Colaco MF, Kapa SF. Uma avaliação comparativa da eficácia de diagnóstico da película e dos sensores digitais para a deteção de lesões periapicais simuladas. *Oral Surg Oral Med Oral Pathol Oral Radiol Endod* 2001; 92: 93-7.

47. Nicopoulou- karayianni K, Bragger U, Patrikiou A, Stanssinakis A, Lang NP. Processamento de imagens para melhorar a concordância do observador na avaliação das alterações ósseas periapicais. *Int Endod* J.2002; 35: 615-22.

48. Kitagawa H, Scheetz JP, Farman AG. Comparação de detectores de raios X intra-orais de semicondutores de óxidos metálicos complementares e dispositivos de carga acoplada utilizando a qualidade subjectiva da imagem. *Dentomaxilofac Radiol* 2003; 32: 408-11.

49. Westphalen VP, Moraes IG, Westphalen FH. Eficácia dos métodos de imagem radiográfica convencional e digital na simulação de reabsorção radicular externa. *J Appl Oral Sci* 2004; 12: 108-12.

50. Parissis N, Kondylidou-Sidira A, Tsirlis A, Patias P. Radiografias convencionais vs radiografias digitalizadas: avaliação da qualidade da imagem. *Dentomaxilofac Radiol* 2005; 34: 353-6.

51. Folk RB, Thorpe JR, McClanahan SB, Johnson JD, Strother JM. Comparação de dois sistemas diferentes de radiografia digital direta quanto à capacidade de detetar lesões periapicais preparadas artificialmente. *J Endod* 2005; 31: 304-6.

52. Woolhiser GA, Brand JW, Hoen MM, Geist JR, Pikula AA, Pink FE. Accuracy of film-based, digital and enhanced digital images for endodontic length determination (Exatidão de imagens

digitais baseadas em filme, digitais e melhoradas para determinação do comprimento endodôntico). *Oral Surg Oral Med Oral Pathol Oral Radiol Endod.* 2005; 99: 499-504.

53. Farman AG, Farman TT. Uma comparação de 18 detectores de raios X diferentes atualmente utilizados em medicina dentária. *Oral Surg Oral Med Oral Pathol Oral Radiol Endod* 2005; 99: 485-9.

54. Pecoraro M, Azadivatan-le N, Janal M, Khocht A. Comparação da fiabilidade do observador na avaliação da altura do osso alveolar em radiografias digitais diretas e convencionais. *Dentomaxilofac Radiol* 2005; 34: 279-84.

55. Bhaskaran V, Qualtrough AJ, Rushton VE, Worthington HV, Horner K. Uma comparação laboratorial de três sistemas de imagiologia relativamente à qualidade da imagem e às caraterísticas de exposição à radiação. *Int Endod J* 2005; 38: 645-52.

56. Kavadella A, Karayiannis A, Nicopoulou-Karayianni K. Detetabilidade de lesões experimentais do osso esponjoso peri-implantar utilizando radiografia direta convencional e digital. *Aust Dent J* 2006; 51: 180-6.

57. Parseli DE, Gatewood RS, Watts JD, Streckfus CF. Sensibilidade de vários métodos radiográficos para a deteção de lesões do osso esponjoso oral. *Oral Surg Oral Med Oral Pathol Oral Radiol Endod* 1998; 86: 498-502.

58. Kamburoglu K, Tsesis I, Kfir A, Kaffe I. Diagnóstico de reabsorção radicular externa induzida artificialmente utilizando radiografia intra-oral convencional, CCD e PSP: um estudo ex vivo. *Oral Surg Oral Med Oral Pathol Oral Radiol Endod* 2008; 106: 885-91.

59. Shi XQ, Li G. Exatidão da deteção de cáries proximais através de radiografias digitais a preto e branco e codificadas por cores. *Oral Surg Oral Med Oral Pathol Oral Radiol Endod.* 2009; 107: 433-6.

60. Raghav N, Reddy SS, Giridhar AG, Murthy S, Yashodha Devi BK, Santana N, Rakesh N, Kaushik A. Comparação da eficácia da radiografia convencional, radiografia digital e ultra-sons no diagnóstico de lesões periapicais. *Oral Surg Oral Med Oral Pathol Oral Radiol Endod* 2010; 110: 37985.

61. Saunders MB, Gulabivala K, Holt R, Kahan RS. Fiabilidade das observações radiográficas registadas num proforma medido através da variação inter e intra-observador: um estudo preliminar. *Int Endod J* 2000; 33: 272-8.

62. Berkhout E, Sanderink G, Stelt PV. Radiografia intra-oral digital em medicina dentária. Exatidão do diagnóstico e considerações sobre a dose. *Oral Radiol* 2003; 19: 1-13.

63. Hintze H, Wenzel A, Jones C. Comparação in vitro da radiografia com película de velocidade D e E, RVG e visualix digital para a deteção de lesões de cárie de esmalte oclusal aproximado e dentinário. *Caries Res* 1994; 28: 363-7.

64. Furkart AJ, Dove SB, McDavid WD, Nummikoski P, Matteson S. Radiografia digital direta para a deteção de lesões ósseas periodontais. *Oral Surg Oral Med Oral Pathol* 1992; 74: 652-60.

65. Dagenais ME, Clark BG. Receiver operating characteristics of radiovisiography. *Oral Surg Oral Med Oral Pathol Oral Radiol Endod* 1995; 79: 238-45.

66. Holtzmann DJ, Johnson WT, Southard TE, Khademi JA, Chang PJ, Rivera EM. Radiografia computorizada de fósforo de armazenamento versus radiografia de película na deteção de perda óssea perirradicular patológica em cadáveres. *Oral Surg Oral Med Oral Pathol Oral Radiol Endod* 1998; 86: 90-7.

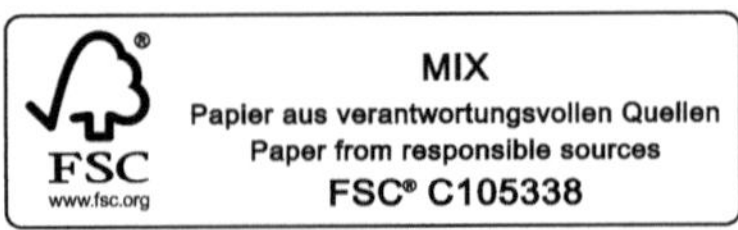

Printed by Books on Demand GmbH, Norderstedt / Germany